上海卫生健康
疫情防控好新闻集

上海市卫生健康委员会　编

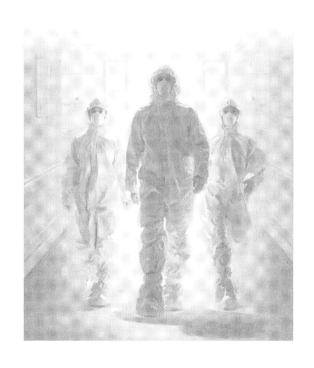

文汇出版社

图书在版编目（CIP）数据

上海卫生健康疫情防控好新闻集/上海市卫生健康
委员会编. -- 上海：文汇出版社，2023.6
ISBN 978-7-5496-4053-9

Ⅰ.①上… Ⅱ.①上… Ⅲ.①新型冠状病毒－病毒病
－疫情管理－新闻公报－上海－2021-2023 Ⅳ.
①R512.93

中国国家版本馆CIP数据核字(2023)第104409号

上海卫生健康疫情防控好新闻集

编　　者 / 上海市卫生健康委员会
责任编辑 / 甘　棠
审　　读 / 郑　蔚
封面设计 / 薛　冰
照排设计 / 上海温龙图文设计制作有限公司

出版发行 / **文匯**出版社
　　　　　　上海市威海路755号（邮编：200041）
经　　销 / 全国新华书店
印刷装订 / 上海光扬印务有限公司
版　　次 / 2023年6月第1版
印　　次 / 2023年6月第1版第1次印刷
开　　本 / 720mm×1000mm　1/16
字　　数 / 215千
印　　张 / 13.75

ISBN 978-7-5496-4053-9
定价：58.00元

编者的话

抗击新冠疫情 3 年多来，在以习近平同志为核心的党中央领导下，在中共上海市委和上海市政府的指挥和带领下，在全体市民、全国各地援助人员和全体医务人员的共同努力下，我市因时因势优化调整防控政策，取得了疫情防控重大决定性胜利。

三年来，上海的新闻媒体对上海市卫生健康系统疫情防控工作做了大量的广泛的报道。这些报道是对广大医务工作者疫情防控工作多角度的直接反映。回顾三年多来我们的工作，检阅这三年多来上海市医药卫生新闻报道，我们深感有必要对之进行较为全面的梳理、归纳和遴选，使之成为一个简要记录疫情防控过程的成果。

我们面前的这部书，称得上是 2020 年我们编辑出版的《战疫纪事·上海卫生健康系统抗击新冠肺炎媒体大纪录》的完成篇。这两部相互衔接跨越整个疫情防控时期的新闻选集，从不同的条块侧面层面反应了我们上海市疫情防疫工作的概貌，是近年疫情防控工作的宝贵剪影，它同时也能促进我们改进工作。若干年后，我们也一定会在这两部书中寻找到我们需要的宝贵资料、经验和不足。

这样的好新闻、重要新闻还有很多，我们在评选时，不可能涉及到这个领域的全部优秀新闻作品，遗漏在所难免，希望同志们谅解。

上海市卫生健康委员会

2023.5

目 录

CONTENTS

3 例确诊病例何以让
上海 20 多家医院"闭环"

《人民日报》　2021-11-26　作者：姜泓冰

眼下，上海超过 20 家医院发布公告，暂停门急诊医疗服务。如此多医院"停诊"，引起社会广泛关注。这缘于 11 月 25 日，上海市新增的 3 例新冠肺炎本土确诊病例。《人民日报》记者就此专访上海市卫生健康委员会权威人士，得到回应称，这是防疫排查需要，上海并不存在院内感染现象；且间隔 24 小时查两次核酸检测，如果全部为阴性，预计从 11 月 27 日晨即会陆续开放相关医院门急诊。

瑞金医院、中山医院、同济医院、新华医院、华山医院虹桥院区、第九人民医院、闵行区中心医院、普陀区人民医院、皮肤病医院、东方医院……从 11 月 25 日晚至 26 日晚，上海多家医院陆续发布消息称，根据国家和上海疫情防控要求，即刻起暂停门急诊医疗服务，互联网医院照常运行。

网上一度流传，这么多的医院"中招"，是因为医疗机构接受受到感染的医药代表请客所致。上海市卫生健康委员会主任邬惊雷专门为此接受采访，郑重声明：网上传播所谓医疗机构接受医药代表请客的问题纯属造谣。他强调，上海只是根据国家和上海市有关防疫要求，对相关人员、相关场所和环境进行必要的筛查。恳请广大市民能够积极配合防控人员开展流调排查和采样检测工作，不要焦虑，也不要信谣、传谣。

很多网友表示困惑：3 例确诊病例，短短几天内何以足迹遍及上海 20 来家医院？上海市卫生健康委员会副主任陆韬宏为此接受《人民日报》记者专访，解疑释惑。

记者：关于 3 例本土确诊病例，我们知道其中并无"医药代表"。能否进一步透露一下，3 人中是否有人从事医护相关职业，或是与医护人员有过共同活动或密切接触？

陆韬宏： 3 位确诊病例既不是医务人员也不是和医院有关的业务人员。其中一位是医药公司财务人员，并没有与医院直接的业务联系。据初步了解，3 人在苏州的行程主要是参加一个古建筑讲座，参加者来自不同行业，出于对古建筑的共同爱好自发参加活动，讲座后顺便参加聚餐的十几个人中间，只有一位是医院医生。

记者： 仅有 3 例确诊病人，为什么会有这么多医院受到影响？这份停诊名单是否还会增加？

陆韬宏： 首先，我们知道，由于不少医院停诊，给病人和家属带来很多麻烦和不便，我们很诚恳地希望得到理解和谅解。也向大家说明，这是防疫排查需要。也请大家放心，上海并不存在院内感染现象。之所以这么多医院实施闭环管理，主要因为此次 3 位确诊病例的密接者众多，涉及工作场所、生活场所、文化活动、多种交通工具等，根据我们对密接者的判定标准，第一环的密接者就超过 200 人。这些密接者中，有相当一部分人要么本人要么陪同家属在此期间有去不同医院看病经历。按国家疫情防控的规范要求，有密接者在场所内逗留过，这些医院就要执行"2+12"监测管理。即，在医院实施闭环期间，完成 2 次全员核酸检测；如果检测全部阴性，相关人员还要有 12 天的居家自我监测，每天测温并报告。当然，后者对医院正常工作不会产生影响。

对密接者、次密接和筛查人员需要一步步确定，所以从 11 月 25 日到 26 日会有医院陆续接到停诊通知。未来可能还会有一两所医院封闭，但不会再大量增加了。

记者： 这些医院闭环管理要持续 48 小时吗？目前对医护人员的检测进展如何？

陆韬宏： 像瑞金医院、中山医院这样的大医院，在院人数上万人，都具备日核酸检测单人单管 1 万份以上的能力。25 日下午宣布闭环管理后，这两家医院已连夜完成第一次全员核酸检测，结果都是阴性。按要求，两次采样需间隔 24 小时，26 日晚，各医院会按规范连夜完成第二次采样检测。如果第二次结果依然全部阴性，27 日早 8 点，最早封闭的瑞金、中山、同济等医院预计能解封开诊。因为紧凑操作，实际医院封闭时间应该是 30 多小时，不到 48 小时。

记者：这么多公立医院封闭，对于患者就医、救治带来多大影响？卫生健康部门和医院采取了哪些措施做好协调和应对？

陆韬宏：此前上海医院有过零星的封闭经历，比如第六人民医院、松江人民医院、五官科医院等陆续因密接者逗留而封闭过。但在一两天内同时有这么多医院受影响，还是第一次。好在，上海很多医院都已作好预案，虽然事发突然，但各家医院封闭过程都很平稳，井然有序，很快做好了准备工作，包括所有滞留人员在院的睡眠、早餐等。运气好的一点是，接下来两天是周六、周日，患者集中就医的压力相对小一点。市卫生健康委已安排第一、第十人民医院、仁济、龙华、曙光、岳阳、长征、长海医院和华山医院乌鲁木齐路院区等，本周六、日提供门诊服务。

互联网医院也起了很大作用，每家医院都第一时间在官网、官微等渠道大力推广，告诉患者怎么使用互联网医院。何况，虽然不少医院受到影响，但上海中心城区至少还有一半以上的大医院可以分流。

从 25 日到 26 日，市卫生健康委员会、申康医院发展中心都一直在和相关医院连线，申康中心还派出干部进入封闭的医院担任联络员，以便全面了解各方情况。可以说，上海各家医院的应对都很平稳。

希望广大市民像 25 日新闻发布会所提示的那样，不要焦虑，不要信谣，相信官方的权威信息。

以快制快、细致精准
"疫"线守"沪"进行时

新华社　2021-09-17　作者：仇逸　龚雯　袁全

　　面对国内最大的外防输入压力，经历多轮本土散发疫情，如何迅速有效控制局部突发疫情，统筹防控和经济社会发展各项工作？疫情牵动人心，时刻考验着上海这座我国最大的经济中心城市和主要口岸城市。

　　记者采访了解到，疫情以来，上海的疫情应急指挥体系始终处于"激活"状态，流调队伍始终奋战在最前线，快速响应、科学研判、精准处置……形成抗击病毒、"疫"线守"沪"的"全市一盘棋"。

事不过夜，24小时内多项信息"基本查清"

　　8月以来，上海累计报告3起本地疫情，共涉及10例病例，累计排查密切接触者239人，密接的密接1798人，一般筛查者近11.6万人，划定5个中风险地区，在最短期限（14天）均全部解除。

　　与病毒赛跑，上海坚持"以快制快"。根据相关要求，一旦接到疫情报告，在采样送上海市疾控中心送检的同时，流调队伍要2小时内抵达现场，4小时内完成流调核心信息，24小时内基本查清病例工作场所、居住场所、行动轨迹、家庭成员关系等具体情况，划定和管控相关风险接触人员和风险区域。

　　"用十万火急来形容，丝毫不夸张。"上海市疫情防控公共卫生专家组成员吴凡说，只有"争分夺秒"，才能最大程度缩小确诊病例影响和涉及的范围。

　　疫情发生的24小时，是控制疫情扩散的"黄金时间窗"。夜间人员相对固定，大量工作人员和志愿者日以继夜，力争快速实现"一查到底、一清二楚"，轨迹"应查尽查"、人员"应管尽管"、场所"应消尽消"。

"连续48小时不睡觉是常态，生怕慢一步，影响防控大局。"上海市疾控中心新冠防控现场组副组长潘浩说。

8月20日凌晨0点30分，浦东疾控报告2名机场境外货机作业区工作人员例行检测结果异常。当即，人员就地隔离，凌晨1点30分送定点医院开展采样和复测，同时浦东机场相关人员全面管控。一夜之间，上海市、区两级疾控出动近400名流调队员，迅速完成6.7万人份核酸采样。正是这种"事不过夜"的精神，才有处置的方向和底气，才有了后续的平安。

至关重要的病毒溯源工作自应急处置启动的一刻即同步展开，既要快马加鞭，更要一锤定音。松江疫情中，从接报到公布确诊病例溯源结果，仅用32小时，明确为：因暴露于医院境外输入病毒污染的人员或环境，个人存在防护疏忽而引发的感染。在之后的浦东机场疫情中，17个小时就基本确定感染来源。

刚柔并济，"多一个不要、少一个不行"

精细，体现在上海应急处置、特别是流调工作的全过程。

上海将流调队伍分为病例的流调小组、密接的流调小组、网约车（出租车）调查专班、溯源专班等；在调查过程中，涵盖病例的每一个时间点、活动场所等，对涉及病例的每一个监控视频、每一条电子记录等资料都要细心收集和分析。

潘浩表示，复盘8月疫情，流调工作好比戴着放大镜，剖析重点环节、时间段和场所，就像一帧一帧放电影，既要细致入微又要一丝不苟。市民可能想不起来14天前去哪儿了、吃了什么，但流调人员都必须像"时间大师"一样全部找回来。

"这是个既考验体力又检验脑力的技术活。"流调人员通过大量原始录像寻找蛛丝马迹时，有时候很枯燥，盯着一个楼梯口、一个门厅看好几个小时，画面可能一直没变化，此时突然闪现过去的一个人，可能就是要找的密接；有时候很繁琐，要仔细观察确诊病例当时所处的环境，比如在医院、菜场的停留时间，身边接触过的人、接触的时间和距离，期间有无交流，是否戴口罩、佩戴是否规范……

既有抽丝剥茧、峰回路转的过程，更有惊心动魄、暗流涌动的案例，却没在社会面形成大的"激荡"。在市区联动的应急指挥体系统一调度下，流调队伍加强与公安、大数据中心、交通、市场监管、街道等合作，努力在最早时间、用"最小动静"将疫情消除在萌芽状态，一次又一次守住城市运行和市民生活的岁月静好。

"多一个不要、少一个不行！"既要严密筛查、严格管控，也要人性服务、保护隐私。上海充分做好封闭管理小区生活保障和人文关怀，帮助解决居民实际困难。及时通过新闻发布会和"上海发布"等平台，就市民关心的病例轨迹、人员排查等问题进行解答，针对网民关注的热点积极回应、解疑释惑，引导公众正确面对和科学防护。这些已成为"常规操作"，并在信息披露中率先隐去确诊病例的敏感信息。

协同支撑，环环相扣筑牢城市防护网

边打边总结、边打边建设、边打边提高。近期，上海制定出台《突发本地疫情应急处置流程规范》，进一步强化应急处置的过程管理，划分"预警、响应、处置"三个阶段，明确在预警阶段，注重早报告、早诊断；在响应阶段，注重快速响应、科学研判；在处置阶段，注重精准排摸、果断处置。

针对机场这一重中之重关键点，《上海市人民政府关于加强本市机场地区疫情防控工作的决定》近日出台，设立上海市空港管理委员会（以下简称"市空港委"），统筹协调市政府对机场地区的管理职能。市空港委主任由分管副市长担任，市政府相关部门、上海机场（集团）有限公司和相关区政府、口岸查验单位等为成员单位。

既注重预警监测，也强调主动排查。目前，上海共有 127 个发热门诊，225 家社区发热哨点诊所，持续开展发热患者筛查，构筑起覆盖全市的预警防范体系。

全市已建成 4 家核酸检测能力达 1 万份 / 天的国家级公共检测实验室和 36 家核酸检测能力达 5000 份 / 天的城市核酸检测基地，建立由市卫生健康委统一调配的全市性采样人员梯队，储备采样人员 3.3 万余人，日最大检测能力已达到单人单管 85 万份 / 天，确保可疑的"一个不漏"、异常的"一个不放"。

对标满足新冠疫情防控需求，上海坚持狠抓队伍建设、能力提升、装备配置等重点环节。流调处置队伍从最初的疾控机构 700 余人，逐步增加到目前的疾控、医疗机构等 3100 余人的三级流调队伍。

上海市卫生健康委员会主任邬惊雷介绍，2021 年以来，全市卫生健康系统共组织全场景、全环节、全流程的综合演练 68 次，坚持问题导向、贴近实战，特别是对本土疫情进行复盘、总结经验教训，使指挥更高效、运转更协调、反应更灵敏、处置更果断。

"考验仍在持续、防控依然严峻。对工作中存在的短板，比如公共卫生人才储备仍有不足，公共卫生应急管理信息化能力与实际需求之间仍存差距等，将有针对性地强化，提升防疫的核心和关键力量。"邬惊雷说。

同心守"沪"！
上海 30 万医务人员闻令而动救治不停歇

《文汇报》　2022-04-04　作者：唐闻佳

　　2022 年开春，来势汹汹的新冠疫情为生活在上海的人们按下了"慢行键"，与此同时，有一群人正拼尽全力奔跑起来，他们是全市 30 万医务人员。闻令而动、连夜集结，他们投身抗疫一线，不分昼夜拼搏奋战，只为重启如常的上海。

"守护生命是我们的职责"

　　作为上海战"疫"的主战场，上海市公共卫生临床中心近期接收的新冠确诊病例数再创新高。在临床一线，该院广大医护夜以继日全力救治，一大批年轻人站上抗疫一线。出生于 2000 年 8 月的徐子怡，是这一战"疫"主战场的首位 '00 后。

　　3 月 10 日，接到电话通知的徐子怡，一路跑到理发店，将齐腰长发剪成飒爽短发，"既然要上前线，就必须要有战士的样子。短发既可以减少沾染病毒的机会，还方便穿防护服。"徐子怡毕业后就加入市公卫中心，业务能力强，因此，在一线急需护理人员时，护理部决定派她上。她进入隔离病区的第一个班头就是中班，当晚负责收治了 14 位患者。

　　在救治新冠患者、做好疫情防控的同时，本市医疗机构全力保障正常医疗秩序，最大限度减少疫情对市民就医的影响。

　　血液透析是尿毒症晚期患者维持生命的重要治疗方式。"所有本科室医生，补休取消；在外轮转医生，召回本科室上班。医护人员尽量安排常驻医院。血透室四班倒，一定要解决对口区域所有血透患者的透析需求！"3 月 12 日，复旦大学附属中山医院肾内科主任丁小强就向科室全员发出"集结号"。

丁小强说，作为本市年透析治疗人次最多、规模最大的血透中心，中山医院血液净化中心承接 600 余位尿毒症患者定点透析任务，"近期，我们一直参与协调全市血透资源，制定指导意见，解除血透患者的焦虑情绪"。

然而挑战是巨大的，疫情防控中不仅要保证原有透析患者的治疗，还要接收封闭小区患者，血透患者数量比平时增加 1/3，一下激增 200 余人。每位患者每周 3 次、每次透析 4 小时，工作时长的增量十分巨大。穿上闷热的防护服，衣服湿透、双手皮肤肿胀发白、面部压痕，这些医务人员都习以为常。为减少医务人员流动，血透室医护吃住在医院，每日凌晨 3 点，待所有透析机器、水处理系统、房间过道消毒清洗后，医务人员才陆续离开。"职责所在，尽一切努力保障患者治疗。"丁小强说。

争分夺秒、彻夜作战，与病毒拼速度

疫情面前，疾控部门就像一支"铁军"，每个人都是可以上一线的"兵"。3 月初开始，上海市疾病预防控制中心根据疫情进展，从各处、所抽调 175 名专业人员开展流调和信息审核报送工作。他们经培训后快速上岗，加班加点承担起流调的重任。

不少疾控人是夫妻档，并肩冲锋，其实却见不着面。毛盛华和饶立歆夫妇就是如此，他们一个负责疫情数据汇总分析，一个支援电话流调，两人同在一个单位，但繁忙的工作让他们一天都没有时间互发一条微信。

现场流调往往需要看着监控找线索，"沉浸感"最强。市疾控中心免疫规划所的严涵对此深有体会。"印象最深的一次是排查一名密接在学校的行动轨迹。我们首先要在教室的监控中找到密接，然后追踪密接每次离开教室后的踪迹。由于密接所在年级经常串班上课及考试，且需排查 5 天的时间段，此次追踪从当晚 11 点左右持续至第二天早上 6 点，才终于完成。"

市疾控中心化检所的何易和队友们曾几天不回家，最累的一次，搭了三把椅子，躺下就睡了过去。上海的防控离不开这些"疾控人"忘我付出，倾力筑牢城市防线。

闷热的防护服、密闭的负压实验室、通宵达旦的工作时长……这是上海中医药大学附属曙光医院检验科的工作常态。3 月 13 日晚，曙光医院接到上海中医药大学全员筛查的任务，待检测的标本达到上万个，检验科迅速组织人员增援实验室，医务人员争分夺秒，只为能更快送上核酸报告，保障大学的疫情防控工作。

不怕苦、不怕累，"接单"采样连轴转

浦东新区、闵行区是目前疫情较为胶着的地区，核酸采样时间紧、任务重。

作为首批区域性医疗中心之一，位于张江科学城衔接区，周浦医院的500余位护理部成员毫不犹豫投身战"疫"，成为核酸采样的主力军。3月7日以来，核酸采样任务井喷，最多时一天要完成500多个任务单，从天不亮出发，一单单地跑，一幢幢楼去爬，常常到凌晨才能收工。

每一天，辛苦却充满感动，护理部副主任张永芳说："退休的专家和护士长看到大家这么辛苦，'重新上岗'加入采样队伍。降温下雨那几天，他们和所有采样队员一样，全身湿透，双脚泡在水里，完成采样任务。"

此轮网格化筛查开始阶段，上海市第五人民医院正处在封闭管理期，看着其他艰苦奋战在一线的同仁，"五院人"急在心中，一封封"请战书"，一声声"我报名"，就等解封那一刻。"我们不怕苦，不怕累，只怕等。"待解封通知到来，随即就是出征的命令，数十辆中巴车开往各点位。截至目前，该院核酸采样队已派出6000余人次的医务人员，完成辖区近300万人次的核酸采样量。

"最近感觉自己像快递小哥，每天都有接不完的单，有时是半夜，有时是凌晨，但手机响起的那一刻，精神就来了，穿戴好防护服出发。"这是闵行区虹桥社区卫生服务中心一名公共卫生医师的自白，也正是闵行医务人员当下的状态。

时间紧、任务重，睡眠严重不足，但他们坚持着，24小时在线，手机音量调到最大，生怕一不小心就错过"接单"，影响疫情防控。虹桥社区卫生服务中心公卫中心负责人沈红英说，封控小区需要医护24小时医疗保障和定期核酸采样，应急协查需要医护人员上门排查采样，社区居家隔离人员同样需要医护人员上门采样，还有好几个集中隔离点的封控管理以及网格化核酸筛查等，有太多的任务等着"派单"，所以他们不是在"接单"，就是在执行任务中。

权威及时、科学实用，健康科普传万家

为让每一位市民在疫情中穿好"无形的防护服"，上海科普"战队"快马加鞭。市健康促进委员会办公室副主任、市卫生健康委健康促进处处长王彤说，本市积极开展健康科普，把防疫知识和防护技能传递给市民，充分发挥市健康

促进中心健康科普"中央厨房"的作用。

"戴个口罩而已，内心戏不用那么多吧！""请摸着你的良心说，你的手到底洗干净了吗？"……疫情期间，作为"健康上海行动"的科普平台，"上海健康科普资源库"（"沪小康"）微信公众号每天推送最及时、科学、实用的防疫科普。

市健康促进中心党委书记唐文娟说，该中心针对个人防护、减少流动、扩大筛查、环境消毒、居家健康、学生网课、防疫心理等一系列内容，通过市卫健委官方微信微博等多渠道不间断推送防疫科普提示，确保覆盖全体上海市民。

一袭白衣秉初心，满腔仁心践使命。上海已启用多个后备定点医院、方舱医院，用于新冠无症状感染者和轻型病例的救治管理。在疫情防控进入关键"战局"的当下，全市卫生健康系统昼夜奋战，努力为 2500 万市民筑牢健康屏障。尽管"倒春寒"有风有雨，"白医战士"心有春光，向春而行。

（使用时修改了标题）

"破防留言"疾控人吐露心声

《新民晚报》 2022-01-16 作者：左妍

　　昨天，上海发布的一则疫情通报下，自称'普通疾控人'的留言令人动容。"真的没想到有这么难。3天熬2个通宵的大有人在，而我们还不是最辛苦的……"发布留言的这位名叫I的网友，收获了无数点赞和鼓励，许多市民称，"破防了"。

　　昨天深夜，记者联系到了I本人，她是本市一名区疾控中心的医务人员，暂且叫她小刘。刚刚完成当天工作报表的她说，自己其实并不是最忙最累的应急队员，前天刚好轮到她值班，不断有市民打电话进来咨询。她接听到这一通电话，对方不愿相信自己是"次密接"，坚持要看到监控视频才愿意去集中隔离。解释工作费了九牛二虎之力，当时她心里有些感触。

　　这则留言里，小刘解释了对方为什么会被判定次密接，这是同事们通过监控视频反复研判的结果；也解释了为什么暂时拿不出监控的原因，工作量激增，让同事立即去找出来不太现实。最后她也诚恳地说："请原谅我忍不住发脾气，或者不原谅。"如果有机会，她想和这位市民说一声"对不起"。

　　疫情发生至今，小刘和同事们都非常理解那些被判为密接、次密接的市民。"很多市民听说时，第一反应是比较震惊，也有一些不敢相信。要去集中隔离，对生活肯定有影响，所以有情绪是正常的。"但是，为了防疫大局，大部分市民是相当配合的，所以他们也非常感激。

　　小刘告诉记者，流调、研判等工作都是环环相扣的，判定密接、次密接有一套严格的标准。希望各位接到电话的市民可以配合转运，不要耽误转运其他人的时间，毕竟我们所有人现在是和病毒比速度。

　　记者能感受到，电话那头的小刘是个爽朗又感性的姑娘。其实，那么多一线奔波的防疫人员都非常辛苦，在她身边的例子就很多。"我们科王同学忙得第一顿正经饭是晚上 10 点吃的；我们主任在应急队出发前亲自上阵准备采样管，因为到得太早，其他人都没来；我们的小伙伴，忙得猫也不理自己了，狗也不理自己了，娃也不理自己了……"这些听起来像"段子"的故事，每天真实上演，令人笑中带泪。

小刘说"其实没有想到成为热评。我觉得做这一行并不需要大家的多少赞美，真正希望的是能帮助到大家的健康，更希望每个人都成为自己健康的负责人，出入公共场所做好正确的防护。如果你不小心成了密接、次密接也不要抵触，毕竟我们的敌人是病毒，而不是我们的身边人，配合流调工作找到传播的源头和可能的传播风险，也是一种贡献！"

"互联网＋医疗"
上海如何做好这道算术题？

澎湃新闻　　2022-10-10　　作者：陈斯斯

风雨兼程，我们站在又一个"十年"节点之上。

十年很短，在历史的长河中只是短暂一瞬，犹如浪花一朵。

十年很长，足以让高楼拔地而起、幼苗茁壮成长、一座城实现新的跨越。

滚滚时代洪流，立潮头、踏浪行。

2022年9月起，澎湃新闻推出"奔流十年"系列报道，探寻记录党的十八大以来上海"极不寻常、极不平凡"的发展之路。本篇关注数字化转型如何赋能"便捷就医服务"。

"排队2小时、看病5分钟"，在大医院里，不少患者有过这样的就医体验。如何让老百姓看病更便捷、减少排队等待时间？

一场数字化医疗变革，正在逐步改变这种场景。2021年，上海提出城市数字化转型，"便捷就医服务"便是其中一项任务。一年多来，一个个数字化医疗应用场景落地，预约、检查、付费、急救、停车等诸多难点堵点被一一打通，就诊烦心事随之减少。

如今，在上海诸多医院看病，从预约挂号、诊前问诊到诊间付费、查阅检查报告等，患者拿着一部手机就可以做到。

在新冠疫情之下，上海市互联网医院迈入"加速度"发展时期。截至目前，上海已有超过100家互联网医院破壳而生，为市民提供线上预约挂号、在线复诊、在线处方、医保线上支付、药品配送到家等服务。

通过互联网信息技术以及5G技术、AI技术的加持，上海诸多医疗机构也将优质医疗资源、诊疗理念通过云平台、远程诊疗平台服务于长三角地区居民乃至全国各地。

一部手机走医院：精准预约、在线付费

看病要省时，提前预约是最重要的一步，也是看病第一步。

当前在上海，患者无需前往医院，直接通过一网通办、健康云、上海医联等平台，一部手机即可实现精准预约。依托这些平台，上海越来越多的医院正在实现就诊时段的精准预约，减少患者排队等候时间。

以瑞金医院为例，各个科室预约时段已经精确至 30 分钟，部分科室精准至 15 分钟内，既缩短患者候诊时间，又减少了聚集。统计显示，精准预约让患者的平均候诊时间不到 29 分钟。

"没想到通过一部手机，就能完成整个诊疗过程。"患者陈先生是一名脑血管疾病复诊病人，通过"上海瑞金医院"微信号，他提前一周预约了神经内科专家门诊，当日在手机上完成挂号。

在候诊区，陈先生通过医院微信号找到 AI 智能预问诊，AI"智能助手"小瑞问了他一系列问题，包括"您这次复诊的疾病是什么"、"上次就诊后的病情如何"等，回答完问题后，病情、既往病史等信息即完成初步采集，等陈先生进入诊室，医生可自动调阅查看。

付费也能在诊间通过一部手机完成。

患者不需要随身携带实体医保卡，可以直接通过"随申办"平台，提前出示绑定好的自己的"电子医保凭证"或"随申码"，即可在诊疗过程中实现脱卡扫码支付，而如果你开通了"信用就医"，还可以实现"无感支付"。

这是瑞金医院数字化医疗转型的应用场景。随着技术革新，应用场景逐步拓展延伸，如智能分诊导诊，告诉你得了什么病，该挂哪个科；智能院内导航，引导你诊室怎么走、检查拿药在哪里；医疗收费电子票据板块，进入"随申办"移动端，可一键调阅查看票据；智能通行识别，可实现快速识别身份、校验防疫信息等，提升医院通行效率……

随着数字化应用场景落地，医院还可实现对术后患者的慢病管理。

60 多岁的张老伯从瑞金医院出院 6 个月后，于 9 月 5 日收到了医院 AI 智能语音随访电话，回答完问题，一份电子随访档案自动生成，大大方便医生调阅、随访。

与此同时，在就诊过程中，为避免患者重复检验检查，医生在诊疗过程中

可以直接调取患者在市内其他一些医院的检查报告。目前，上海已经实现了所有医疗机构的跨院互联互通，明确了 40 多项互认的检验检查项目，构建全市就诊检查记录"一张网"，让患者体验到"检查不重复、省钱又省心"的就医获得感。

百余家互联网医院落地：复诊配药，不见面诊疗

便捷的线下诊疗外，上海还通过互联网医院建设，让复诊病人完成不见面诊疗。

家住闵行区的患者于伟（化名）是仁济医院的一名老病人，他患有前列腺增生长达数年，排尿困难，2022 年疫情封控期间突然夜尿增多，苦不堪言。通过仁济医院互联网医院，他向医院副院长、泌尿科主任薛蔚咨询，参照既往各项检查检验，医生帮助其调整用药，服用一段时间后症状逐渐得到了改善。通过仁济医院互联网医院，医生还帮于伟预约了后续的磁共振检查。

从 2020 年 3 月发展至今，已经有 47 个科室、超过 1000 名医生加入到仁济医院互联网医院诊疗队伍，除了提供线上咨询、复诊和配药服务外，还能按患者病情需要提供在线预约各类检验检查服务。

而在上海市儿童医院互联网医院，作为首批上线科室之一的皮肤科，也给诸多湿疹、过敏的患儿带去了便利。该院皮肤科主任钱秋芳坦言，来线上问诊皮肤疾病的很多为外地患儿，"之前来我们医院看过，明确诊断后就不用再来回奔波，线上复诊、开药也很方便。"

截至目前，上海已有 100 余家互联网医院，其中既有市、区两级医疗机构，也有社会办医疗机构，他们向市民提供线上预约挂号、线上专科咨询、在线复诊、在线处方、医保线上支付、药品配送到家等便民服务。

2022 年，互联网医院跨院复诊配药也成为一种可能。截至目前，上海市级和区级医院互联网医院跨院复诊服务基本实现全覆盖，支持医生跨院调阅患者在本市其他各级医院 6 个月内的电子健康档案，延伸患者互联网线上复诊的可及性。

在"健康云"平台，上海打造了整合式的互联网医院配药服务，设立"我要配药"专区，开通"专家咨询""复诊配药""一键续方"三大便民功能，在与医生交流、获得处方后，患者可以在线医保支付，再由药品配送方进行药品线下配送。自 4 月 7 日上线以来至 9 月 6 日，这一专区的入驻医师超过 1100 名，入驻药师超 120 名，提供中西药种类超过 4400 种，已累计提供线上预约与咨询

服务超 88 万人次，为全市居民开具处方超 42.8 万张。

5G、AI 等辅助技术：惠及长三角居民，辐射全国

上海的数字化医疗、互联网医院平台，也正在为长三角区域居民提供优质便捷的医疗服务。

从 2020 年 10 月起投入运行的长三角（上海）智慧互联网医院，地处长三角生态绿色一体化发展示范区内，毗邻江苏吴江、浙江嘉善，由复旦大学附属中山医院与青浦区政府共建。

通过互联网远程技术，医院与复旦大学附属中山医院、嘉善医院、吴江医院以及青浦区域内医疗机构对接，完成对患者的诊治，支持示范区三地居民诊疗信息的互联互通，支持三地医保免备案异地结算，支持医疗付费一件事的信用无感支付等。

除此之外，远程门诊、远程多学科会诊、远程超声诊断、远程影像、远程病理、远程查房、检验标本标准化传输与检测、互联网医院诊疗等都可以在这里得以实现。如通过 5G 技术的低延时、高带宽优势，中山医院医生远程操控机械臂，可为长三角智慧互联网医院患者做超声诊断；利用 5G 云平台加持 AI 技术，患者在朱家角做的 CT、核磁共振影像可快速传送到中山医院专家电脑端后，由大医院专家全面诊断。

来自嘉善的俞女士感慨："以后看病都不用跑去青浦朱家角，通过长三角互联网医院，我的老胃病在网上就可以完成配药，送药到家，还能直接网上跨省异地医保结算，省下不少交通费。"

此外，5G、AI、云计算、大数据等新技术也越来越多应用于临床。如复旦大学附属儿科医院在全国首创试点应用"5G+区块链"疑难危重新生儿急救转诊，创建"转诊医院—120 急救中心—接诊医院"三位一体的转诊网络平台，可实时定位转院车辆，实现危重症患儿"上车即入院"，做到院前与院内急救无缝隙链接。

又如在复旦大学附属妇产科医院，已建成国内首个基于基因大数据、5G 技术的"出生缺陷防控数据服务平台"以及远程诊疗平台，集合线上问诊、检查、基因大数据分析计算、遗传解读等功能，来自全国各地的患者不用多次奔波，即可获得遗传分析报告，为后续诊疗提供便利。

还有一系列新技术辅助医生诊疗，如龙华医院"AI 助手"，可在进入诊室前就获取患者的脉象、舌象、面色等诊断信息，形成一份预诊报告发送到医生

电脑端，提升面诊效率；又如瑞金医院的冠脉 CTA 影像 AI 阅片，可实现自动阅片出报告，让原本 25 分钟的人工阅片时间降至 3 分钟左右完成。

　　另外，越来越多出现在医院里的消毒机器人、送药机器人等服务机器人，正在为医患双方带来更多便利，为医院带来更高效的管理。

查琼芳：只要需要 随时出发

《健康报》 2022-10-11 作者：胡德荣

查琼芳，上海交通大学医学院附属仁济医院呼吸科副主任医师，中华医学会上海分会哮喘学组成员。2020 年，查琼芳参加上海市第一批援鄂医疗队，支援武汉金银潭医院，著有《查医生援鄂日记》；曾获 2020 年上海市卫生健康系统文明办"上海好医生"、2020 年上海市抗击新冠肺炎疫情先进个人、2020 年抗击新冠肺炎全国三八红旗手等荣誉称号。

当选为党的二十大代表后，在接受记者采访时，查琼芳激动地表示："这是党和人民给予我的荣誉，我代表着基层普通医师，最想说的一句话还是在《查医生援鄂日记》一书中说过的'只要有需要，我随时可以出发'。"

鏖战在金银潭医院

2020 年年初，新冠疫情在湖北省武汉市暴发，查琼芳是除夕夜出发的上海第一批支援湖北的医疗队员之一，68 个日夜在武汉金银潭医院抗疫，写了 67 篇日记。"起初，写日记只是作为一项汇报——那时，医院里的领导、同事们和家人对武汉疫情并不了解，大家都很关心我们。"

因此，查琼芳每天都会写一点东西，或者录一些感想，发给医院党委宣传处，整理后发布在上海仁济医院微信公众号上，让公众知道前线情况并没有想象中那么可怕，工作在逐步有序地开展。

在日记中，最短的一篇是《累到无力说话》："2020 年 2 月 18 日，援鄂第 25 天，武汉，晴。夜班出来，外面是晴天，可是我的心情却是灰的。各种美好的愿望与现实之间要达成平衡太难了。今天，是我来武汉以来感觉最累的一天，不想动，连说话的力气都没有。躺在床上，放空大脑，只想静静地躺着。下定决心：今天好好放松一下自己的心情，明天我还将继续战斗。"

在金银潭医院，查琼芳和同事们处于高强度工作之下。12个小时不吃不喝不上厕所，外加大约3个小时的交班讨论、死亡病例讨论，整整15个小时的高强度工作，她熬了好几夜。原本，查琼芳的肾脏是有问题的，因此之前在日常工作中不会被安排值夜班。但在金银潭医院，她却说："其他患糖尿病、高血压的队员能坚持，我也一定可以"。

在武汉，查琼芳第一次体验戴着口罩睡觉，心跳很快，呼吸有点累，因为每一次喘气都要气力。她还冒着极大的风险，在隔离病房第一次独立操作，为40多岁的气胸病人一针筒一针筒地抽出800毫升气体。"姐抽的不是气体，姐抽的是新冠病毒！这种穿着隔离服操作的艰难和浑身闷热汗湿的感觉我会记住一辈子。"查琼芳在日记里写道。

查琼芳将支援武汉写下的67篇日记汇编成《查医生援鄂日记》一书，该书被译成9种语言，在全球20多个国家发行，向世界传递中国医生的抗疫精神。

参加大上海保卫战

时隔两年多，2022年春天，上海疫情暴发，查琼芳再次临危受命，并作为仁济医院隔离救治点临时党总支书记、医师组副组长，带领医疗队先后奋战在世博展览馆方舱医院、静安公惠定点医院、嘉定F1赛车场方舱医院和新国际博览中心方舱医院。

3月26日，面对大量的患者，查琼芳和同事们放弃休息，轮番进方舱接收患者，终于在第二天中午收治了近2600名患者，达到舱内容量极限。而这时的查琼芳已经连轴转了33个小时。

作为临时党总支书记，查琼芳一次次穿着"大白"在方舱里倾听患者的诉求，不断与团队完善调整流程。在仁济医院管理的方舱里，党员医务人员、患者中的党员都积极担任病区志愿者，帮忙分发物资。

200多人的仁济医院医疗队里，很多队员曾援过湖北。"我们当时出去是帮助同胞，这次是保卫自己的家。"查琼芳感慨，当时上海每日新增病例已破千，对医疗队来说，压力前所未有。快速摸清情况，制定工作流程，让大量轻症与无症状感染者尽快康复，"让床位转起来"是他们工作的重心。

如何管理这么多患者，成为摆在医疗队面前的重大考验。查琼芳组织队员按照绿色A区、黄色B区和红色C区为患者分诊，分为无症状感染者、轻症患者和有其他基础疾病需重点关注的患者，"这样流程更加有序高效，节约了大量时间和资源"。

在静安公惠定点医院，查琼芳团队承担起指导建立定点医院及院感防控工作机制的任务。后来医院一直按照"仁济标准"进行院感防控，直到疫情结束，没有发生医生护士被感染的情况。

在与病毒作斗争的日子里，查琼芳还向医疗队全体党员发出"党旗飘扬、党徽闪耀、战疫先行、共克时艰"的倡议书，号召所有党员在抗疫一线发挥旗帜作用；通过党团共建吸引更多人加入党组织；抽空给新国际博览中心方舱医院 W4 馆的学生和家长、嘉定体育馆方舱医院临时党支部等讲党课，弘扬伟大的抗疫精神……最后，临时党总支收到了医务人员的 88 份入党申请书。

采访结束，查琼芳在笔记本上写下了"肩负神圣使命，承载人民重托，认真履行职责"一行大字，表达了自己的心声。

专家倡导透析患者
老年人都应接种新冠疫苗

中国新闻网 2022-12-10 作者：陈静

　　透析患者能否打新冠疫苗？根据专家们最新的研究成果，能！对于接种两针新冠疫苗后，有疫苗应答的透析患者，是否需要继续接种？需要！对于接种两针新冠疫苗后，无疫苗应答或者低疫苗应答的透析患者，是否需要继续接种？需要！

　　记者 10 日获悉，复旦大学附属浦东医院肾内科主任金惠敏、杨秀红博士团队通过循证医学证实，透析患者不仅需要注射常规的第一针、第二针基础新冠疫苗，而且还需要注射加强针（第三针、第四针），从而有效提高机体的体液免疫（抗体产生）和细胞免疫(T 细胞应答)，对于减少新冠感染的风险、降低新冠导致的重症以及死亡风险均有帮助。

　　相关研究结果发表在国际疫苗专业杂志 Vaccines 上。该研究对国际肾病协会制定透析患者注射新冠疫苗指南提供强有力的证据。据悉，目前，世界卫生组织已经批准的几种类型的疫苗，包括：信使 RNA 疫苗；病毒载体（腺病毒）；灭活病毒疫苗；重组蛋白疫苗。金惠敏告诉记者，其研究汇总了透析患者注射了新冠疫苗后，机体对疫苗的反应，疫苗包括世卫组织已批准的所有疫苗类型。

　　据悉，尿毒症透析患者本身存在免疫功能异常，对各种病毒和细菌的抵抗力降低，注射疫苗后是否与正常人一样有效激发机体的体液免疫和细胞免疫不清楚。金惠敏告诉记者，目前，大多数透析患者均未接受新冠疫苗注射；明确透析患者注射新冠疫苗的有效率将有助于帮助临床医生和透析患者对注射疫苗的决定非常重要。

　　接受透析的患者的整体体液免疫反应率为 97%，三针或四针接种后的应答率始终高于 95%。金惠敏介绍，透析患者同源疫苗接种方案（相同的免疫原刺激）的抗体应答率为 96%，而异源疫苗接种方案（不同的免疫原刺激）的抗体应答率为 99%。

研究显示，注射过二针新冠疫苗后无免疫反应或者免疫应答低下的透析患者，更需要注射加强疫苗，以达到有效的抗体反应。通过对 7 项试验报告分析显示，与注射二针或者一针的血透患者比较，注射三针后因新冠感染需要入院的患者风险明显下降。

金惠敏教授表示，透析患者接种新冠疫苗后，短期内会出现注射点和肌肉疼痛、疲劳、发烧、睡眠不佳等，与正常人接种新冠疫苗后副作用相似。

当下，在"疫苗犹豫"人群中，老人并不少见。中国工程院院士，上海交通大学医学院附属瑞金医院、转化医学国家重大基础设施（上海）陈赛娟教授接受记者采访时表示："老年人，尤其是高龄老人疫苗接种十分重要，否则一旦养老院、老年护理院及高龄老人居住场所出现感染，会出现重症高潮。"她介绍，"我们对今年春天上海市的疫情进行了研究，分析疫苗接种对病人的保护作用，发现国产新冠灭活疫苗的接种可有效保护新冠病毒奥密克戎变异株感染者，显著减少各年龄组尤其是老年人发生重症的比例。"陈赛娟院士团队与上海市公共卫生临床中心（以下简称公卫中心）范小红教授团队展开联合科研攻关，在 Frontiers of Medicine 发表研究论文。

据悉，由于其超强传播能力和免疫逃逸能力，新型冠状病毒奥密克戎变异株自 2021 年 11 月出现以来已在世界各地造成多轮大规模疫情。在其传播过程中，奥密克戎基因组序列还持续积累突变，逐步产生多种亚分支。基于流行病学分析，研究人员发现，重症 / 危重症病例在有症状新冠病毒感染者中的比例较低，且主要见于 60 岁以上的老年人群。研究表明，疫苗接种为新冠病毒感染者提供有效保护，显著减少老年人发生重症的比例。

根据研究，在 60~69 岁、70~79 岁、≥ 80 岁等三个年龄段人群中，未接种疫苗患者的重症 / 危重率分别为 8.64%、17.12% 和 20.28%；接种 1 剂疫苗患者的重症 / 危重率分别为 6.90%、12.12% 和 14.29%，接种 2 剂疫苗患者的重症 / 危重率分别为 0.76%、4.76% 和 4.35%，接种 3 剂疫苗患者的重症 / 危重率分别为 0.58%、2.60% 和 0.00%。研究发现，在有症状感染者中，接种 2 — 3 剂灭活疫苗对 60 岁以上患者的重症保护率仍达到 90.15%。

临港方舱医院"三热一净"让患者安心

《解放日报》   *2022-04-17*   *作者：顾泳*

"没想到，方舱内想得如此周到！"

孙小姐上周半夜转运至临港方舱医院，入舱时分本来有些怨气，但看到自己床头上放着的小点心、干净的两条被子，床底还有一箱矿泉水，怨气顿时消了不少。"半夜到来，看到'大白'细致写记录，一切井然有序，心底里有几分安定，同时也感受到工作人员的不易，谢谢他们！"

临港方舱医院，由复旦大学附属华山医院、江苏援沪医疗队、浙江援沪医疗队共同管理。4月5日正式开舱，1.3万余张床位，用于收治新冠肺炎轻症、无症状患者。

开舱10天，截至15日已有1.77万感染者在这里得到隔离救治。抖音朋友圈里，临港"方友"常会成为大家的聚焦点：这里井然有序，进来就能喝到一口热水、吃上一口热饭，睡进"热被窝"，厕所也相对干净。"三热一净"最朴素的需求，在方舱内是如何做到的？本报记者就此采访。

8天完成紧急建设任务

上海加快推进"四应四尽"，尽快实现社会面清零，临港接到建设方舱医院的紧急任务。临港集团副总裁、派驻临港方舱医院现场指挥部总指挥长刘伟告诉记者，3月28日明确任务后，临港集团连夜制定工作方案、分头落实，29日早上启动，连续8天奋战，只为与病毒赛跑。

7日、8日两天一下子带来运营压力，用刘伟的话说，"从建设到运营的转段，犹如遭遇战，所幸我们挺了过去。抗疫是攻坚战、持久战，我们做好第一步，为后续打好基础。"

建设团队与医疗团队并肩作战，从患者角度出发，"刚入舱时，面对完全陌生的情况，最需要什么？"温馨的保障、生活的便利、安心的治疗，从这三个点出发，"三热一净"成为最初的方舱标配。

记者获悉，整个方舱共有116台直饮机，路线图充分考虑患者们的体验感受，科学设点。不少患者对是否能洗澡非常在意，在艰难的条件下，力争做好服务，方舱医院以100:1的床位配比配足淋浴房，10:1的配比配足热水台盆，"有的淋浴房目前还没完成，但一切都在变好，尽最大努力让患者有个更舒适的空间。"刘伟说。

饭菜热乎乎送嘴边，914间厕所力争更清洁

民以食为天。在临港方舱医院里，同样如此。开饭啰！热腾腾的米饭、点缀着碧绿青菜、糖醋小排……每日三餐成为不少"方友"口中满满的幸福感。看起来很基本的需求，但1.3万余名患者的口粮要全部满足，确保送到嘴边是热的，这并非一件易事。

记者获悉，方舱医院内餐饮配送分"三段走"：配餐公司到分发点、区域内分发点到舱门口、舱门口卷帘门拉开到患者床旁。刘伟说，舱内分发环节、二次转运搬运等，工作量都特别大；此外，清洁区、污染区分开，很多配菜车到达时已有点冷，外加城市处于封控，路口查验时偶有耽搁，最开始总是出现这样那样的状况，辛苦但效率不高。

探索更优化流程，为以防万一，临港方舱医院实行1:1.2的配比，也即，100个人配120个餐食，同时不断探索舱内外交接、志愿者分发等流程，渐渐地，从舱内分发半小时缩短至5分钟，菜单同时不断优化，"看着患者端着饭菜拍照，其实我们内心也很欣慰，一切的付出都很值得！"刘伟说。

至于睡进热被窝，这主要指给患者提供周到的生活物资。入舱一进来，一次性拖鞋、衣架一应俱全，这样的感觉会更安心、对方舱有了信赖感。

而患者最担心的厕所问题，临港方舱医院一共提供914间厕所，其中839间自动补水厕所、75间人工补水厕所。针对人工补水厕所，临港集团派出专班保洁打扫厕所、及时维修，以此确保干净清洁。

1.3万张病床三地管理，智慧信息实现高效同质

就在不久前，临港方舱医院迎来首批2000名患者治愈出院，出院时分，患者收到来自医疗队的礼物。不少人直言，"在临港方舱的日子，真是一段难忘

的经历"。临港方舱医院由苏、浙、沪三方医疗队共同管理，复旦大学附属华山医院副院长、领队马昕教授告诉记者，从 5 日开舱至今，一切磨合都很顺利，管理 1.3 万余名患者，需要更多智慧和科学。

何时入院出院、核酸结果怎样、如何把关出院结果……大量患者入舱后，一系列细节都要考虑周全。

作为拥有丰富援鄂经验、曾在武汉武昌方舱医院作为总指挥的马昕，此次率队 3800 余名医护人员，其中 30 余人是信息管理人员，入舱后建成统一高效的信息平台成为第一步，"从医嘱，病历、到核酸结果、所有出院证明等，瞬间大数字利用信息化管理，可以让患者在这里享受同质化服务"。

记者了解到，此次华山医院医疗队中，20% 以上有援鄂经验，包括感染科陈澍教授、心内科包丽雯副主任医师等，均是援鄂骨干力量。而在江苏、浙江两支医疗队中，分别由鲁翔、葛明华两位领队队长率队，也集结了许多援鄂抗疫骨干。

在仁济西院的 10 天 10 夜

《解放日报》　2021-02-09　作者：黄杨子

坐上 MU2158 航班前，不会汉语的吾布力张了张口，从口袋里摸出了一张粉色的信纸——这是他儿子写给医护人员的感谢信。"疫情结束后，你们一定要来我的家乡玩！"

吾布力是 2 月 4 日上海交通大学医学院附属仁济医院西院（以下简称"仁济西院"）的第一名出院患者。心内科党支部书记、主任医师张清怕他路上多有不便，硬是陪着坐上出租车，一路送往虹桥机场 T2 航站楼。

立春后的上海，绽放久违的阳光，一场惊心动魄的战役，也终于取得了阶段性胜利——

1 月 20 日夜晚，仁济西院在每月例行核酸检测中发现一例样本阳性，医院随即进入闭环管理，仁济西院立即成立专项工作组。同时，以上海申康医院发展中心副主任陈睦带队的专家指导组也第一时间进驻仁济西院。

这里是毗邻外滩、远眺陆家嘴的市中心老院区。占地不足 8000 平方米，这次需妥善安排 2600 余名闭环管理人员的 14 天日常生活、医疗服务需求，更要在停止诊疗中落实疫情防控的每一处细节。

1 月 25 日，记者进入停止诊疗的仁济西院蹲点采访。在这 10 天里，记者见证了一家综合性三甲大医院的小院区是如何运转的。

四辆从酒店驶出的通勤大巴

6 时刚过，通勤酒店外天色未亮，路灯也还没下班。一阵急促短暂的敲门后，门把手上传来窸窸窣窣的声音——是今日值班的楼层小组长来了，他把早餐挂在门上。

每逢核酸检测日，这家酒店的所有人员都需全体出动，分乘四辆通勤大巴前往仁济西院。6 时半，第一辆车缓缓驶离——除了载着医护人员，还有 10 名血透患者、4 名陪护家属。

"他们总是坐最早这班车的，要保证接触人员尽量少、检测时间尽量早，不能耽误后面的透析治疗。"作为"楼长"，张清把 242 名住户的情况摸得清清楚楚。这位心内科主任医师因为突发的疫情临时"转业"，"大家说我就是大堂经理呀，经过这次历练，退休之后去居委会做个老娘舅也蛮好的"。

这位"楼长"，是 1 月 21 日深夜火线上岗的。那一晚，几乎是闭环管理期间最难熬的一夜——经市疫情防控指挥部、市政府各相关部门、黄浦区人民政府等协调、支持，可用于驻点和通勤的酒店及运输人员的车辆等资源，都是一个个挤出来的。"与我们一路之隔的昭通路小区也有许多居民要转运隔离，哪里一下子能有那么多空房间？"

那是许多人第二个没有合眼的夜。陈睦说："按照初步测算，我们一共需要 1300 多个房间。第一批能给 600 个，其他要再等等。"仁济医院党委书记夏强忘不了广场上黑压压的人群，"晚上特别冷，我一看这么多人都站在露天的地方等车就急了，再冻感冒了怎么办"？就这样，食堂师傅加急烧了一碗碗烂糊面送到大家手中，"先暖暖胃，暖暖手"。可硬骨头还没啃完。"过了零点是最后一班车，谁上？"最终大家决定把当日最后的一批房间留给了医学生。同时，门诊候诊区开放，让滞留人员回到室内过夜。

所幸，酒店房间资源陆续补充到位，可新问题接踵而至——人员数量排摸，直接影响着核酸检测是否能全面覆盖、是否准确。第一次核酸检测后，好脾气的夏强难得发了火："为什么有 3 个人没做核酸检测？这是要追究责任的！"

始建于 1844 年的仁济医院西院是上海第一家西医医院。如今的门诊大楼，是在 1932 年德和洋行设计建造的建筑上修缮启用的，"我们看不见的死角，病毒可不一定看不见，必须地毯式搜索"。当天 22 时 30 分，在最后一班班车开走后，夏强和同事们分为三组，拿着钥匙，像查户口似的开始在医院里排摸……

又一个通宵后，院内滞留人员的数据清晰可查。同时，酒店里的排摸也在开展，"每个酒店责任到人，如果酒店的数据有误，我就要负责"。接下"军令状"，西院区闭环期间临时党支部火速成立，张清担任临时党支部书记，带领支部委员，即楼层小组长一同赶工。"姓名、手机号、身份证号、科室、是否党员"，信息一一填写。敲开每一扇门，确保人房绑定、一人一间。3 时，数据收集完毕，医院工会常务副主席孙平也前来帮忙；7 时，眼睛布满血丝的张清回屋躺了一小时。"很苦是不是？但我至少在酒店还有一张床，和大家的困难比起来也不算什么。"

就这样，5 家黄浦区内通勤酒店与院内后勤、病护、行政人员共成立 8 个临时党支部，与综合组、医疗组、护理组、院感组、疾控组等 8 个专项工作小组形成了条块结合的工作模式，闭环管理中的仁济西院，拉起了一张纵横联合、不留死角的全覆盖大网。

三个临时改建的隔离病区

"有百宝袋的机器猫"，同事私下这样形容保障处处长金广予。1 月 20 日 22 时许，他是第一批到达仁济西院的先遣队员，"来的路上我就在想，一旦闭环管理，初期物资供应或多或少要受影响。我能做的，就是把这个'多'变成'少'。"

很快，病例确诊的消息，如惊雷般炸开了锅。滞留院内的后勤人员怎么管？全院消杀、进出管控、物资驳运、食堂供餐……处处都需要人手。"一开始有些入不敷出，我们就调整为机动队伍模式，所有人员根据日常岗位各有侧重，但也能相互补充，每天保证 20 余人轮休，保存体力"。

1 月 22 日，重点工程命令下达：隔离一病区尽快改建！金广予记得，前一夜在排摸至楼层门诊诊间时，夏强停下了脚步："这里的空间是不是能改造？"13 时，45 人的工程队来到门诊三楼，诊间的检查床、文件柜、仪器设备、电脑等都要腾空；病床、被褥、加急采购的可移动简易马桶都要放进房间；诊室外，更要按照隔离病区"三区两通道"的严格院感管控要求改造楼道。20 时，22 名与确诊病例有密切接触史的泌尿外科病区住院患者入住隔离一病区，实施大闭环下的小闭环管理。

很快，隔离二病区也动工了。1 月 27 日 2 时 26 分，门诊二楼可容纳 20 人的隔离病区收入了第一名普外科病区住院患者。"前天夜里市里传来消息，已经集中隔离的另一名密接者也确诊了。"

又一个小闭环管理有条不紊推进。可是和大家一样，仁济医院疫情防控领导小组副组长、副院长张继东的心始终悬着。去年 2 月 19 日，作为上海市第八批援鄂医疗队总领队，张继东率本市 6 家医院医护共 521 人赴雷神山医院参与医疗救治。

"许多人问我，那么艰苦的仗都打过了，这次怕什么？"他说得直白，"去年是支援兄弟，今年是自家事情。在雷神山，我们负责救治，再危重疑难，至少知道病患在哪里；可仁济西院是个小社会，要甄别、要隔离，要保证院内医疗秩序不乱，也要满足大家的生活、心理需求。最棘手的是，我们不知道院内是不是还有潜伏的可疑病例。"

每天 20 时 45 分，是从医院回通勤酒店的最后一趟班车，候车的间隙，大家的心头，还是沉甸甸的，不多的几句交谈声也几乎随着夜风被吹散了。保安顾延国总站在队伍前方，引导上车、计算人数。"两人一排……46、48，好，停一下。"偶尔看见熟悉的面孔，医护人员也会主动和他打招呼："顾师傅辛苦了。"他摆摆手，有特色的下垂眼尾被口罩挤着，稍稍扬起一点弧度。

可平时爱说笑、话很多的顾延国，最近很沉默。金广予一问才知道，家中的两个女儿都被隔离了。"担心小的会哭，大的晚上不睡觉，我爸在隔离酒店带着她俩，可是老人小孩我都不放心啊！"一说到女儿，他的眼角又泛起泪光，"不说了，不说了。"

若不是在裤腿上不停握拳、摩挲，妻子王仙早看起来比他淡定得多。18 时许，已经过了下班时间的她还在行政楼 8 楼的洗手间清洗拖把、抹布。水绿色的桶里浸着拖把，含氯消毒液浓度比往常高出一倍；橘色、绿色、白色的抹布分别对应清洁区、半污染区、污染区。"多擦一遍，放心。"

她原本是门诊楼道和眼科病区的保洁人员，闭环管理期间，被临时抽调至行政楼。"大女儿 10 岁，小女儿 4 岁，从来没离开过我这么久。"顾延国夫妻俩都在医院内工作，可见面机会很少。在核酸检测的队伍里对上目光，点点头，就算是互相报了平安。"熬过去就接女儿回家，我买了她们最喜欢的狗熊娃娃。"顾延国说。

"金处你尽管吩咐，我有力气就来做。"直至闭环管理结束，许多人都不知道的是，仁济西院还有一个未正式启用的隔离三病区。淳朴、努力的工勤人员加班加点完成了又一个大工程。"选址在门诊四楼，所有物资都准备好了，只要有新情况，即刻能开。"例行视频会议上，夏强与陈睦向市疫情防控指挥部汇报。

"你们存了一笔'私房钱'啊！"有人打趣道。

——这是凝聚了太多仁济人一同努力的"私房钱"。大家心里都默默想着。

两位高三学生的医护妈妈

若不是这场突如其来的疫情，阮奕和陈哲颖共事的机会并不多。

一人是医务处防保科科长，一人是管理手麻科（手术室、麻醉科）的总护士长。虽说平日也在东西院区两头跑，可闭环管理的 14 天里，她们意外地坐进了同一间办公室——阮奕协助疾控部门负责以确诊病例为圆心的院内轨迹排摸、流调，陈哲颖则负责抽调护理人员参与感控督查和核酸检测任务。

她们颇为"有缘"：丈夫都是医生，孩子就读于上海外国语大学附属浦东外国语学校，更巧的是，两人都是高三学生。"小朋友都蛮争气的，有自己的想法，平时我们能照顾家里的时间不多。"目前，阮奕的女儿已经保送至北京外国语大学，陈哲颖的儿子也在准备留学事宜。"前两天她在微信里告诉我，刚刚走完所有申请流程，春考成绩也公布了。我那一瞬间才发现，女儿人生中很多重要的时刻我都没能陪在她身边。"阮奕说。

从儿科医生转型为防保科人员，阮奕的工作内容发生了许多转变：疫情之前，她主要负责高血压、糖尿病等慢病防控、医护人员职业暴露问题等；如今，人员流调和疫苗接种几乎占满了她的全部时间。

监控室是阮奕攻坚的第一站。1 月 20 日晚，在一楼监控室，她调阅了自 1 月 15 日起的全部监控录像。"研究指出，感染新冠病毒者在出现症状后的前 5 天传染性最强。"她解释，"找出病例的密接是第一步，再像分叉的树枝般，一层层寻找次密接、高风险人群。"可以说，闭环管理中的所有人员，都有一定的感染风险。流动中的细节，一个都不能放过。

院门口、电梯间、护士台……阮奕甚至不敢眨眼。1 月 18 日 17 时 32 分 23 秒，确诊病例出现在 2 号梯的画面中，同时出现的还有一名医生、一名躺在病床上的术后患者和一名厨工。由于监控探头的位置固定，病例的身影被挡住了大半，"好在陈老师对工勤、护工比我更熟悉，几乎第一眼她就喊，'暂停画面！'"

阮奕口中的陈老师，是保卫科视频监控室的陈晓霖。第一晚，高龄的母亲打来视频电话，为了不让家人担心，陈晓霖只说自己吃得好、睡得好，可身边其实只有一张简易行军床。"陈老师比我年纪再长些，还有高血压，可她每晚硬是熬到了后半夜，大家共同复原了盘根错节的护工关系状况表。"可也有实在"面生"的，尤其是患者和陪护，怎么办？"截图发至护士长微信群，请各病区尽快认领；还有疑虑的，请疾控部门、黄浦区公安分局共同参与，甚至调阅院外路段的监控，配合确认具体信息。"

最终，与病例相关的 21 名存在暴露风险的人员被发现，线索链的背后，是整整 72 段监控证据。

凭借丰富的急救意识、无菌理念和扎实的操作技巧，手麻科护士素来是各大医疗机构的"王牌"之一，疫情来袭，自然冲在一线。"东西院区我们科共有 200 余名护士，此次闭环管理留守西院的有 40 余名。人不多，可任务并不少。"很快，陈哲颖将大家分为 3 组：感控组负责区域内的各项感控督查；手术组需要应对院内可能发生的急诊手术，做好备班；核酸检测组则要承担院内近 2000 人隔日的检测工作。

第一晚，手术室堆放器材、物资的小房间里，横七竖八地躺满了和衣而睡的战友。陈哲颖很心疼，"最小的护士是 1999 年出生的。有的妹妹眼眶泛红，还要装作若无其事，可听说有了酒店房源供应，大家又互相谦让，都想留在医院守着岗位。"

270 余人要负责滞留的 550 名住院患者，堪堪满足基本需求——护理部副主任奚慧琴始终有些心神不宁。1 月 26 日，第二例病例确诊的消息传来，她定了定神，一边让普外科病区加紧排查，一边安抚大家，"万一闭环管理时间延长，不只是病家，所有人都可能出现情绪波动的裙带效应。"当时，已经深入隔离一病区工作的泌尿外科护士长陆徽徽以过来人的心态劝慰着："别怕，我们在一起！"

援鄂的日子里，奚慧琴说，自己没有如此"怕"过。"当时考验医护配合，从死神手中抢救回性命；这次，是一场对团队常态管控能力的突击考。"陈哲颖也很感慨，多年的护理工作中，做好院内感控措施几乎都是为了防止被患者感染，"没想到，这次有双向双重的担忧：既可能被患者感染，又可能成为患者的传染源。"

1月29日晚，在为普外科医师穿戴隔离衣时，陈哲颖开了句玩笑："现在只有我们待见你，别人都躲着你们走。"说罢，她又蹲下身子，把下摆拉扯得更平整、严实些。

一场惊心动魄的抢救

1月31日，尖锐的电话铃声打破了血透室的宁静。风湿科副主任医师戴岷打来电话："有患者急需抢救！"

王悦只有24岁。因罹患系统性红斑狼疮，她已在风湿科病区住了近1个月。缓慢发展的水肿累及多个器官，这天，最后一根稻草也垮了。急性发作的病情引起肾脏衰竭，全身浮肿让女孩的皮肤白得发亮，短短半天，体重从55千克飙升至77千克，而血小板却跌破1万——正常值应该在10万至30万。

"患者出现血栓性血小板减少性紫癜！"抢救迫在眉睫。经多学科讨论会诊后，方案迅速达成：患者需进行血浆置换 + 血液透析治疗。常规情况下，血浆置换和血液透析，往往二者取一即可。"血浆置换是为了减少血液中的有害物质，清除患者体内大分子量的蛋白质；血液透析则是为了清除患者体内多余的水分与毒素，维持水电解质平衡、酸碱平衡。"血透室护士长方妮娜说，"可小王的病情实在过于凶险，必须双管齐下！"

然而，插管却成了首个难题。浮肿的身体让王悦的血管位置变得隐蔽，通过B超引导，医护人员找到了她的右侧腹股沟静脉。新鲜血浆和白蛋白配成3000毫升的置换液体，缓缓注入患者体内，可新问题又出现了。

肝素是用于血透患者的常见抗凝剂，防止血液在体外循环中凝固；可王悦的身体状况实在太差，多脏器都可能有出血风险。"用最小剂量的肝素吧，我们守在这儿。"监视仪上跳动着代表生命体征的数字，殷红的血液在透析器和血管通路里循环，护士们紧盯着，一步不离。"躺着进、走着出。"数个小时后，王悦也不敢相信，自己就这样在鬼门关前走了一遭。

"仁济风湿"，是上海滩一块响当当的金字招牌。这个病区里，共有滞留住院患者68人、危重症患者12人，其中一人为气管插管呼吸机辅助通气患者。"是不是很久没见这个词了？"刚下夜班的住院医师吕遐发来了表情包。"去年在雷神山医院，我们接手了许多新冠肺炎合并多脏器衰竭的患者。可说实话，我们科室的危重症患者比例也不低。就拿皮肌炎合并间质性肺炎来说，极易出现呼吸衰竭与严重肺部感染，在抢救中有许多相似之处。"

"又回到生死相依的团队生活了，真好。"倒计时的日子里，吕遐总用这句话鼓励自己。这颗年轻的"强心脏"，却在闭环管理结束前的一天被狠狠振动了。下午，完成出院账单结算后，70 多岁的余老太走进办公室，突然深深地向她鞠了一躬。"能被信任、被需要，或许就是成为医者的最大意义。"吕遐感慨。

"自 1 月 20 日施行闭环管理后，在落实各项防护措施的基础上，医院对已在院住院治疗的患者应继续做好医疗救治工作，严格保障医疗质量与安全。"陈睦说，闭环管理以来，仁济西院共开展急诊手术 5 台，更有其他针对 9 名危重症患者的各类抢救。"医疗是核心，安全是底线。"老生常谈的一句话，在疫情防控的特殊时刻，蕴含着更深刻的意义。

2 月 4 日出院前，血透患者宫佳拿到了一张独一无二的"志愿者证书"。这位年轻患者瞒着公司进行治疗，只说自己是以志愿者身份滞留院内。事实上，她也的确有着患者与志愿者的"双重身份"——每一天，她都是楼组中的信息传达员；每一次治疗后，她都是健瘘操的小领队。

接过证书，她给了护士姐妹一个很大、很久的拥抱。"我又可以亲眼看看外滩美丽的天际线了。"这一瞬间，依旧隔着防护装备的她们，感受了心与心的同频共振。"这是花开的声音。"

（文中所有患者均为化名）

一张小纸条，老少情意结？

《青年报》 2022-05-18 作者：顾金华

　　一张小纸条上，是一位 90 后老人在出院前，一笔一画写下的对 '90 后护士内心深深的谢意；'90 后护士留下的这张便签纸上，一个微笑瞬间温暖了独自住院的 90 后老人；一张张"个性化床贴"，是 '90 后护士写给 90 后老人的暖心"小贴士"。

　　守望相助，一缕阳光也能照亮心扉；同心协力，一点情意也能温煦灵魂。为打赢大上海保卫战，穿上"大白"的 '90 后们早已不再是孩子，他们成了一丝不苟的"战士"，义无反顾地承担起了照顾"90 后"老人的重任。

90 后写下的小纸条 / 是深深的谢意

　　"林护士主动关心、态度温柔，帮助老人解决困苦，谢谢林护士天使。另有夜班的一位护士也一样好，她们辛苦了。"这是 90 岁的王奶奶（化名）出院前，留下的一张小纸条。仅仅数十个字，却是王奶奶用颤抖的手一笔一画写下来的，字里行间是这位 90 岁高龄老人对 '90 后护士的的谢意。

　　王奶奶留下这张纸条的时候还说了句："我写字不大方便，但是小林，我真的要谢谢你。"王奶奶笔下的林护士，正是 '90 后护士林海微。

　　在战疫一线的年轻队伍中，来自上海市公共卫生临床中心手术室的护士林海微就是其中之一。自 3 月 24 日进舱战疫以来，林海微一直负责高龄及重症患者护理。说话温柔、贴心周到的她，让不少高龄老人找到了亲人的感觉。

　　王奶奶是一位高龄合并高血压、糖尿病等多种基础疾病的患者。由于血压偏高，为防止跌倒和意外情况发生，王奶奶的吃喝拉撒只能在床上解决。虽然几乎不能下床活动，但是王奶奶的神志清醒、交流无碍。可是有一天，王奶奶不慎将排泄物弄在了床上。林海微发现后，立即为她擦身换衣，并及时更换床单被褥。贴心的举动让王奶奶瞬间感觉十分温暖。王奶奶告诉林海微，刚刚有一种被自己的孙女照顾的感觉。也正是这一句话，拉近了她们之间的距离。

后来，林海微发现王奶奶在整个病区举目无亲，随身携带的智能手机不会使用，枯燥的住院日子让她变得沉默寡言。于是，林海微只要进舱上班，无论多忙总要抽出时间陪王奶奶唠唠家常，还会帮助她联系家人报平安。为了感谢林海微亲人般的护理，王奶奶用颤抖的手给她写了封感谢信。

作为一名'90后青年，尤其在建团百年的神圣时刻，林海微说，在抗疫的关键时刻，更应该发挥作为青年人的使命担当，护佑生命的健康。

"王奶奶出院那天我正好上班，是我搀扶着到了门口，至今她挥手告别的画面我还历历在目。"林海微说，王奶奶留下的这张纸条，是一种肯定，更是一种激励。

徐子怡是一位'00后护士。3月11日，徐子怡根据安排进舱开展护理工作，成为上海抗疫主战场的首位'00后。和所有新人一样，徐子怡刚进舱开展工作觉得有些不适应，尤其隔着两层防护手套，平日习以为常的护理操作仿佛提升了一个难度系数。在同事的耐心指导和带教下，徐子怡很快进入到自身角色。

"奶奶，今天怎么样？有没有哪里不舒服？""爷爷，如果有需要，随时叫我。"穿上大白的徐子怡不管多忙，她都会抽空去陪老人聊上几句。"看着这些爷爷奶奶们，病情渐渐康复，那种成就感是无法形容的。"徐子怡说，她和家人约好了，等疫情过了，一定要做一桌丰盛的菜肴庆祝，不仅要庆祝刚刚过去的生日，更是祝贺她凯旋归来。

'90后给90后一张纸条，上面有个"微笑"

"阿婆，你可以下床走走，我来扶你。""阿婆，今天胃口怎么样，要多吃点哦。"……在上海中医药大学附属曙光医院西院定点医院病房，这是诸玫琳和高龄患者们的一些日常对话。

有一位92岁的老奶奶刚住进医院的时候心里有些害怕，又特别想念自己孙女，为了让她乖乖接受治疗，诸玫琳在给老人喂饭的时候，总会先哄哄她夸夸她，让她吃得慢一点，更有助于消化。"有任何需要可以找我哦，我叫小诸。"怕老人忘记，诸玫琳在病床边，给老人留了一张纸条，上面写着自己的名字。在自己名字的旁边还画上了一个"微笑"表情，希望眼前的这位老奶奶能感受到医护的温暖。

在老人们的眼里，诸玫琳就是一个温暖的"小太阳"。"我经常和患者说，有什么需求就直接和我们护士说，不用担心麻烦我们。理解病人的惶恐、不安、无助，我希望能成为患者们温暖的依靠。"诸玫琳说，每次到医院最开心的事，就是自己照顾的患者胃口好了，因为这对自身免疫力的恢复尤其重要。

坚守在抗疫一线的诸玫琳，早已是一名抗疫一线的"老将"。"我是党员，也是重症监护室的护士，年纪又轻，也没结婚，应该去。"2020年除夕夜，来自上海中医药大学附属曙光医院的'90后党员诸玫琳出发前往武汉，成为了上海第一批援鄂医疗队队员，支援武汉金银潭医院重症病房。"战场"变了，但是对患者的心始终一样。"心情好了，自然更配合我们的治疗。"诸玫琳说，她希望自己能一直是一个温暖的太阳，走进患者的心。在这里，很多老年患者生活无法自理，加上没有护工人员及家属，很多工作得靠护士去完成。诸玫琳除了常规监测病情、静脉补液、呼吸机导管护理等医疗护理工作，还要负责这些老人的生活护理。有些病情相对较重的老年患者无法行动，只能躺在床上。为了减少由于长时间卧床产生的压疮和废用性肌肉萎缩，诸玫琳每两个小时会帮患者翻身拍背、进行肢体按摩。"行动困难的老年病患其实和孩子是一样的，他们也会有情绪。作为护理人员，如果能用心 观察、尽心付出，引导他们将情绪稳定下来，对他们的早日康复非常有帮助。"诸玫琳说。

1992年出生的诸玫琳是一名青年党员，在她看来，坚守在抗疫一线，是年轻人需要承担起的责任与担当。这次她的身份有了转变，临时党支部委员、临时团支部委员，双重身份让她深感使命在肩。而她坚信，在大家的共同努力下，上海很快就能迎来真正的春天。

一张"个性化床贴"是'90后为90后记录下的暖心贴士

阚奶奶：90岁，爱说话、念孙子、眼睛花、走路摇；阮爷爷：101岁，爱抓痒、爱甜食、常关心、问通气……这些"个性化床贴"出自护士张俊颖之手，原本是为了帮助交班和查房的同事更好地了解患者，没想到意外在病房走俏，"老宝贝"们"争宠"着要求给自己床头也来一个"小贴士"。

1990年出生的张俊颖是奋战在上海交通大学医学院附属瑞金医院北部院区定点医院一名护士。这里正在接受治疗的多是老年人，他们除了病情相对较重外，还特别需要护理人员细致入微地用心观察、耐心倾听、悉心陪护。为了更好地展开救治，也有利于帮助老年患者尽快康复，护理部团队开动脑筋，从张俊颖的第一张"个性化床贴"后，大家集思广益，用幽默诙谐、直观突出的"小贴士"将患者性格特点及主要护理点概括其中。

97岁的张爷爷（化名）是名老战士，刚入院的时候，因为情绪比较低落，经常会"哭鼻子"。吃饭的时候，他会生怕自己吃得慢"拖后腿了"而流泪，睡觉的时候会怕自己睡不着而流泪，平时也会因为想念老伙伴而流泪……护士姑娘们想方设法地和他"套近乎"，和他聊过去的故事、聊他的战友，鼓励他要像以前一样坚强，快点好起来，就能和家人朋友团聚了！几天后，张爷爷在大家的精心呵护下心情逐渐平复，甚至能够拄着拐杖在病房里下地散步了。有意思的是，他还以老大哥的身份，主动关心起旁边两位92岁的"邻居"，叮嘱他们要听医务人员的话，要起床动一动才好得快……整个病房其乐融融。

在家中，许多 '90 后可能还是父母精心呵护的宝贝。但在岗位上，他们成了一丝不苟的"战士"，义无反顾地承担起了照顾 90 后老人的重任。一位高龄老人出院前说，是这群年轻人的照顾让她的心踏实，"感觉我们是国家的老宝贝"。

在共同努力下，一批又一批高龄患者陆续出院了。今年 94 岁的王漫如老奶奶曾是一位抗美援朝的志愿军战士。在临港方舱医院经过一周治疗后，王奶奶两次核酸转阴，迎来出院的好消息。4 月 30 日傍晚，舱内广播里响起志愿军战歌，两名退伍军人走上前敬礼，将鲜花献给这位敬爱的志愿军护士。王漫如很感动："这些日子你们很辛苦，谢谢你们！"

上海战疫还在继续，'90 后与 90 后的故事也还在继续。同心协力，一起加油！

（使用时，重拟了题目）

"疫"线劳动者的劳动节

东方网　2022-05-01　作者：刘轶琳

[编者按] 这个"五一"节，你怎么过？一个多月来，静态管理下的上海，我们从未停止过忙碌。在看得见和看不见的地方，你、我、他……无数普通人在为这座城市而忙、为帮助别人而忙、为自己的生活而忙。劳动最光荣！在这平凡又特别的节日里，我们把"话筒"交给各行各业的劳动者，听听他们的心声。

东方网记者刘轶琳、曹磊5月1日报道："五一"劳动节，我们采访了一组值守一线的医护人员。疫情至今，他们的工作、生活怎么样了？

眼科护士郑凯蓉：收到了老先生含泪写下的感谢信

上海市第一人民医院眼科门诊护士长郑凯蓉近日收到了一封特殊的感谢信。一位老先生因为眼部有异物感、流泪，严重影响生活，辗转就医，最后来到了"市一"眼科。顺利就诊后，老先生站在服务台，问客服人员要了纸和笔，写下长长的感谢信。信中写道：此次就诊让我感受到上海医务工作者的品行，她们没有因为封控期间的工作压力而降低服务质量，反而更加细心地为病患服务。

"这封信老先生是含着眼泪写完的。对我们而言这只是如常对待的一名普通患者。但对他而言，这种被温暖对待的感觉让他破防了。老人真挚的感谢也让人倍感温暖，这也让我们体会到，我们在治愈患者，患者也在治愈我们。"郑凯蓉说。

自上海封控以来，眼科的医护人员留守在科室，整个4月开诊28天，30几个日日夜夜，6个平方的办公室兼顾了"卧室"的功能。医护人员为视网膜裂孔和急性闭角性青光眼患者进行激光治疗，对需要手术的视网膜脱离患者及时安排手术，没有让一名患者因疫情延误治疗。

除了日常的检查和治疗，医护人员做得最多的事情就是安慰患者。郑凯蓉说，患者就医需要克服交通等困难，封控也使大家多多少少有些焦虑，给患者一个微笑，一句安慰的话，在治愈患者的同时能给他们带去莫大的宽慰。

这个4月，郑凯蓉第一次错过了女儿的生日，照顾家里3位老人的职责全部落到了还在小区当志愿者的先生肩上。一天，她和97岁的奶奶视频，奶奶一句"我想你了"，令郑凯蓉瞬间泪流满面。"希望疫情快点过去，我想回家看看。"

方舱医疗队队员杨溢：我们关舱了但工作还会继续

由瑞金医院医疗队保障的嘉荷新苑方舱医院，是上海首个关舱的市级方舱医院。瑞金医院心脏外科主治医师杨溢是医疗组的副组长。近40天的时间里，他每天和瑞金医院医疗队的医护及后勤保障人员在嘉荷新苑救治感染者。

截至关舱，203人的团队共收治患者3812人。刚开舱的时候，他们24小时内就收治了528名患者，忙碌是每一天的常态。

胡溢说，医疗队给每一名患者留了一个电话号码，让他们随时随地都可以和病区医生护士取得联系。哪怕是一些出院的病人，也能通过这个电话向医护人员咨询健康管理和康复的问题。一位阿姨不识字，出院返回小区时遇到了困难，她便打电话向医生们求助，最终在大家的帮助下顺利回家。还有一名21岁来沪求医的女孩，出院后，医护人员仍积极帮助她寻找合适后续就医的居住酒店……

这些日子，杨溢所在的团队共收到了69封表扬信，这是对他们工作最大的肯定和鼓励。结束了嘉荷新苑方舱的工作，杨溢也将立刻返回瑞金医院的工作岗位。

产科医生韩欢：穿着防护接生宝宝考验体力和耐力

上海市第一妇婴保健院西院产科主治医师韩欢自疫情发生以来做得最多的事就是穿脱大白、绕着西院的"抹茶蛋糕"（中心草坪）"跑圈圈"。

这轮疫情以来，针对孕产妇人群，上海市第一妇婴保健院本着"应收尽收、应治尽治"的原则设立了缓冲区域保证所有人的安全。韩欢的日常工作区域就增加了，每天需要在医院的不同区域之间来回奔波。西院院区并不大，但韩欢和产房的医护同事们每天都要跑1万多步。穿着大白工作，对医护人员的体力和耐力都是很大的挑战，闷热、出汗，加上大量的体力消耗，接生一个宝宝需要付出比原先多数倍的精力。

令韩欢最难忘的是 3 月 27 日晚上，当得知第二天起将封控的消息，医院还没有下发任何通知或要求之前，几乎全部的产科医生当晚都默契、自发地拉着行李箱返回医院闭环。至今已经连续工作一个多月了，大家毫无怨言。

"作为一个普通的上海人，一名医生，我就在这里，和同事们一起，愿意用我们力所能及的方式守护我们的产妇、我们爱的这座城市。"韩欢说，"期待上海疫情能结束，大家生活早日回归正轨！我也能回家给老公和儿子一个拥抱，和爸妈当面说声辛苦了！"

医务社工沈华：睡觉反而要把手机音量调到最大

4 月初，普陀区中心医院医务社工部副主任沈华加入了医院采样队伍。有时候早上 4 点就要集合，晚上经常要采样到半夜。最忙的时候，能睡 4 个小时就很满足。没疫情的时候，晚上睡觉沈华的手机都是静音状态，但因为采样任务很多都是临时分配，所以现在睡觉反而要把手机音量调到最大，生怕晚上来电话没有听到。

沈华说，采样的时候穿成了大白，遇到了人生中第一次"误认"。他说，有一天一位 4 岁小女孩非常有礼貌地说："阿姨您好，辛苦了，能不能轻一点？"沈华说，我不是阿姨哦，但是必须给宝宝轻一点！采样完，小女孩又感激地说："谢谢阿姨，阿姨再见！"

沈华说，虽然听到女孩最后还是错叫我一声"阿姨"而不是"叔叔"，但还是感到很温暖。"我们的护理姐妹的确在这一场疫情中承担了很多的任务和压力。看到小女孩也让我想起了很久未见家里的两个宝贝女儿。解封后，要好好和她们吃一顿饭。"

病理科技师张灏杨：哪里需要我，我就去哪里

上海市同济医院病理科张灏杨技师是医院"药骑士"志愿服务队一员。疫情发生以来，病理科的医护人员 20 多天吃住在科室里，除了常规的病理诊断工作外，哪里需要他们，他们就去哪里。比如普陀区的社区采样，医院总机的志愿者等。更频繁的工作是科室医生都在各自的小区群里面给居民答疑。

张灏杨说，加入医院"药骑士"志愿服务队是因为自己的一个同学。她是彭浦某小区的志愿者，帮小区居民去医院配药。尽管很多医院都开设了志愿者代配药专用通道，但由于需求大，她经常一天中七八个小时要耗在医院，一个

礼拜要去三四次医院，至今仍在坚持。

今天，张灏杨抢到了医院五一义诊的第一单。他说，只要疫情不过去，他就会坚守在最需要自己的地方！

外科医生俞旻皓：疫情来了，我比病人更着急

疫情期间，仁济医院胃肠外科的副主任医师俞旻皓医生做的最多的是安抚患者。回答最多的问题是什么时候能来复查，什么时候能来化疗，什么时候能来手术。"我还要等多久？""拖了那么久，要紧伐？"患者急，俞医生更急！随着近期仁济医院门诊全面开放，肿瘤患者也逐渐得到了更妥善的安排。

夏老伯在 3 月初确诊为直肠癌，可突如其来的疫情中断了他的治疗计划。为了不耽误治疗，尽量延缓疾病发展，俞旻皓建议他在疫情封控期间先口服化疗药物。可当时正值疫情高峰，通过各种渠道都无法配送药物。情急之下，夏老伯只得从南汇家里步行到地铁 16 号线，乘至龙阳路再骑共享单车到仁济医院东院配药，来回 100 公里。俞医生很心疼，排除万难为夏老伯实施了直肠癌腹腔镜微创手术。

病区 10 多个护士常驻医院，没法照顾到家里。科室"大当家"钟鸣主任通过各种渠道联系好物资，并由轮休医生分头送到了她们家里。

作为一名外科医生，俞医生最迫切的愿望就是疫情消散，百姓回归正常生活，病有所医，医有所就，再也不想穿着"大白"做手术了。

（本稿原题很长。使用时，重拟了题目）

Parents can stay with infected kids at makeshift hospitals, regardless positive or not

《上海日报》 2022-06 作者：蔡文珺

Officials from Shanghai Children's Medical Center serving at Shanghai's largest makeshift hospital indicated that parents, regardless of whether they are positive for COVID-19, can stay with their infected children at makeshift hospitals.

The hospital, located at the Shanghai New International Expo Center, is now fully operational after the remaining half of the hospital, which has 6,600 beds, completed renovations and began accepting patients on Monday night.

The facility, which opened last Thursday, can accommodate up to 15,000 patients with mild COVID-19 symptoms and asymptomatic infections.

At the moment, 11 medical teams with a total of 2,218 medics are stationed at the site. Medics from Shanghai Children's Medical Center reached the site on Monday morning to deal with child patients.

Parents can stay with infected kids at makeshift hospitals, regardless positive or notTi Gong

The section supervised by the children's medical center and Shanghai 10th People's Hospital has nearly 1,000 beds, many of which are reserved for families with children. The section received 177 families with 89 children between Monday night and 8am today.

Among the child patients, over 80 percent's parents are also positive to COVID-19 due to infection among family members. They are transported together to the makeshift hospital and stay in the same place. For the small quantity of negative parents, medics also allow them to stay with the kids after informing all the risks.

Also, a medical team from Shanghai Yueyang Hospital of Integrated Traditional Chinese and Western Medicine is utilizing the TCM feature to expedite patients' recovery at the site.

Yueyang's medical team has received nearly 1,500 patients at the site's N1 section. They are being served herbal soup, acupuncture therapy, tuina and are participating TCM-theory practice to boost immunity and recovery.

The Yueyang-developed Qingshugubiaofang, a herbal medicine based on traditional recipes while combining the hospital's experience in Wuhan, aims to prevent and control respiratory syndromes. Ordinary people, those working in high-risk jobs, and COVID-19 patients can all benefit from the herbal soup.

There are also a dozen medical professionals on the team who specialize in acupuncture, tuina and rehabilitation. Medics use their professional skills to relieve patients' physical pain and other symptoms, which are also associated with anxiety after spending time at the site.

A 65-year-old woman, who regularly suffers from migraine, flared up recently after she was brought into the makeshift hospital. Acupuncture treatment was administered by doctors, and the results were positive.

"We use a combination of herbal soup, acupuncture, tuina and TCM-based exercises to help patients improve their physical and psychological status, as well as to improve their recovery and treatment," said Zhao Qing, team leader from Yueyang Hospital. "We are not here as doctors and patients. We are more like team members who work hard together to defeat COVID-19."

"大白"的颜色
成为患者眼中安全色温暖色

《文汇报》　2022-05-05　作者：李晨琰

　　两年前曾参与上海市公共卫生临床中心医疗支援任务，如今再度冲锋"疫"线，青年党员、上海市第一人民医院急诊危重病科主管护师俞佳琦已是一名战"疫"老兵。像她这样年轻的"老将"，在上海市第一人民医院支援公卫中心医疗队中有不少。这支平均年龄35岁的突击队中，有两年前曾驰援武汉雷神山的'90后护士，有坚守医院发热门诊的科室骨干，也有初入临床参与工作的生力军……昨天是"五四"青年节，这群年轻的医护有个质朴的心愿：希望"大白"的颜色可以成为患者眼中的安全色、温暖色。

"与同事并肩作战，我当拼尽全力"

　　自3月31日起，上海市第一人民医院先后派驻多批医护人员支援上海市公共卫生临床中心，他们星夜成军，紧急奔赴驻地，到抗疫一线救治重症患者。

　　算起来，这已是俞佳琦第三次申请出战，"当年没去成武汉，如今能在上海抗疫的主战场与同事并肩作战，我当拼尽全力"。两年前，她也在市公卫中心度过了一段难忘时光，并于2020年3月2日在这里成为一名中国共产党预备党员，"挺身而出，迎难而上，才能无愧于这一光荣的身份"。

　　作为重症病区的医务人员，她需要照顾的都是年龄较大且合并多种基础性疾病的患者。患者中有不少"老小孩"，情绪变化快、生活难以自理，除了医疗照护，俞佳琦在患者的生活照护上也花了不少功夫。"刚开始，有些老人不肯按时吃饭，饭热好了，送到嘴边，他直接扭过头去。我就经常去看看他们，陪他们聊聊天。"因为她的坚持不懈，老人渐渐打开了心扉。

一次她喂好饭后，老人朝她竖起了大拇指。

"我们这支医疗队里，党员占比近一半。面对气管插管、深静脉穿刺置管等高风险操作，党员医护积极发挥先锋带头作用，总是第一时间冲锋在前。"医疗队领队、临时党支部书记、市一医院神经外科（南）主任高国一介绍，在队内全体党员的引领下，成员们先后转战市公卫中心多个重症单元，坚持"一人一策、精准施治"方针，为每名患者制定个性化救治方案。

"患者相信我们，我也相信明天会更好"

在"市一"支援公卫中心医疗队中，近三分之一的队员是'90后。曾驰援武汉雷神山医院、如今又奋战在市公卫中心的90后护士王辉说："这是场硬仗，虽然每天都累得筋疲力尽，但是有最好的伙伴和领队一起奋斗，相信很快就能迎来曙光，我们会坚持到底。"

近段时间，最让王辉感动的是一次在病房内听到患者轻哼《明天会更好》。"那一刻，我觉得自己斗志满满！患者相信我们，我们当然也要鼓足干劲、正能量满满地去照顾他们。"

在进驻市公卫中心之前，"市一"儿科护士莫睿恬已经在医院发热门诊坚守两年。"在家里，我们可能是家人捧在手心的娇小囡；而在这里，我们希望成为让老爷爷、老奶奶安心的'大白'。"莫睿恬说，看到他们就像看到自己的爷爷奶奶。其实，老年患者更需要"心理按摩"，只要得空，她便会去老人病床边坐坐，了解他们的需求，在他们失落时给予安慰和帮助。

本次"市一"支援公卫中心医疗队年龄最小的队员，是1997年出生的普外科护士唐玲。看到支援市公卫中心的消息后，她第一时间报名参加。"没有犹豫，就想献出一己之力，希望自己热爱的城市快点好起来。"唐玲说。

"医疗队里的年轻人都很'给力'，我看到的'90后一个比一个能吃苦。每每看见姑娘们身着'大白'，用他们的柔弱之肩挑起重担，都想为这群孩子点赞。""市一"医疗队临时支部副书记、护士长潘佳蔚感慨不已。

（使用时修改了标题）

唱支新歌给党听

《劳动报》 2021-05-16 作者：李蓓

从南湖上一艘小红船、50多名党员，到拥有468万余个基层党组织、9100多万名党员的巍巍巨轮。中国共产党走过风雨兼程百年路，而今迈步再出发。

在这波澜壮阔的百年奋斗历程中，有无数个扎根一线、传播红色火种的普通党员和基层党组织的"创业"身影。

他们，是书写百年党史中不可磨灭的重要篇章。

《劳动报·劳动观察》即日起推出建党百年主题策划——《唱支新歌给党听》系列报道，由党员记者走访上海各行各业的基层党支部。上海曾经是我党百年征程的出发地，如今是中国最具盎然生机的城市之一，一代代基层党组织在此继往开来，成为新起点上蓬勃鲜活的生命力。

开篇报道，让我们走进一个"抗疫党支部"，记录他们自参与战疫以来467天的成长足迹。

我们是和死神拼命的人，对待每一个生命都要做到：慎终如始。

——仁济医院重症医学科党支部

2021年5月6日下午1点，上海交通大学医学院附属仁济医院重症医学科党支部会议在东院区一间不起眼的会议室里召开。包括支部书记、支委、党员和入党积极分子在内的33名医护人员出席会议。

我们把这个党支部称为"抗疫支部"，因为在过去的467天里，他们所有的人都参与了抗击疫情的战斗，无论是在武汉雷神山、金银潭医院，上海的公共卫生临床中心隔离舱，还是仁济医院的发热门诊、隔离病房、ICU。

四地连线召开支部会　她的背后是一面国旗

主持这次支部会议的是皋源，仁济医院重症医学科主任。

2020 年寒冬，他率领一支仁济"天团"入驻上海公共卫生临床中心，在这座上海抗疫的"堡垒"坚守 75 天，人均每天驻舱时间超过 7 小时，是上海入驻隔离舱时间最长的一支队伍。在他手中成功救治的危重症新冠患者中，有病人创纪录地使用 ECMO 长达 40 天，堪称新冠救治的奇迹。

5 月 6 日的此刻，皋源的表情是放松的。经历过这场抗疫战斗，更能体会到，这样济济一堂召开支部会议的机会是何等地来之不易。

他至今不能忘记，2020 年 2 月 11 日这一天的支部大会。那是他人生中从未曾料想过的一场组织生活会。

这本是一场计划中的会议。但疫情来势汹汹，原定参会的人已各自奔波在抗疫途中。

党员余跃天作为上海第三批援鄂医疗队员，此时已身在武汉三院光谷院区抢救危重症病人，一次抢救就是十几个小时。时间于他，每分钟都是和生命的赛跑。

党员何征宇、黄妹，已先期入驻了上海公卫中心危重病患最集中的 A3 病区。

党员邓羽霄，辗转在仁济医院的发热门诊与隔离病房之间。上前线的同志走了以后，医院这个战场的压力还得有人顶住。

党员聂芳，此时正在美国开展一项研究工作。

到了 2 月 11 日这天上午，支部书记皋源带领一批党员等医护人员正驰援在上海公卫中心的路上。

一个支部被疫情拆成了四块"碎片"，中间隔着上海的城区和远郊、隔着长江，还有太平洋。

预定的会议还开吗？

开！

当皋源一行人匆匆抵达公卫中心后，站在 A3 楼前，他按下了视频会议的按键……

正在 A3 楼内轮值的党员们上线了，驻守仁济医院的同志上线了。

"余跃天来了！"看到视频另一头 7 位被防护服包裹得面目全非的武汉同

事上线后，大家欢呼起来。

远在美国的聂芳也来了。"她的身后是一堵墙，墙上是五星红旗……"在记者面前回忆起自己看到国旗时的那个瞬间，邓羽霄仍然掩饰不住激动。

而在公卫大楼前的小分队，几个人合用一个手机屏幕，镜头前只看到几张戴着口罩的脸，被上海天空中飘着的沥沥细雨打得湿漉漉的。

这场四地连线的视频支部大会，参加者约 20 多人。对于确切数据，支部委员邓羽霄已经回想不起来，因为那是他们好不容易凑到时间组织起来的会，每一分钟都很宝贵。4 个小分队，每一支的背后都有很多救治、研究工作在等着他们。

这次会议的主题就是一个：抗疫。四地人马相继介绍了当地疫情、救治进展和困难、对治疗方案的认识……

"我到现在还记得最后皋书记讲的那句话：现在我们大家都在不同的地方战斗，但是做的是同一件事，我们一定要把困难想得充分一点，尽量去克服，尽可能把工作做好，多救点人。"余跃天告诉记者。这位医生在援鄂期间，为了给病人胸腔引流而跪在地上。那张"最美一跪"的照片曾在网上广为流传。

"我做了六七年支部书记，第一次用这种形式开支部会。"皋源对记者说，这场召开于非常时期、非常之地的组织生活会，支部的每个党员都会铭记。

他就是我想象中党员的样子　我要成为像他们那样的人

让我们把视线转回 2021 年 5 月 6 日的这次支部大会。

仁济医院重症医学科党支部成立于 2016 年，最初只有 10 人。经过 3 年多的发展，党员人数增加到 19 人。就规模而言，是基层党组织中的一艘"小船"。

然而，经历疫情这一年余，"小船"迅速地"长大"了：2020 年当年就新增 5 名党员，全部是在抗疫一线火线入党的年轻人。他们的名字是：戴倩、吴文三、厉燕、张志赟、何成成。

点名时，皋源欣慰地对大家说："现在我们有正式党员 24 人，今年列入考察发展计划的对象还有 13 人，其中 9 个是去年在火线递交申请书的。"

他对记者说的一句话让人回味良久："我们带进堡垒中去的，80% 都是党员；不是党员的，后面也变成了党员。"

——生在新中国、成长于最好的时代，没有爬过雪山、啃过草皮、经历过枪林弹雨，这是我们这一代党员最大的幸福。革命年代，中国共产党在战火的洗礼中壮大起来；和平时期，国家的呼唤、人民群众的需要就是对共产党员最坚韧的考验。

只有经历过真正的锤炼，"小船"才能变成巍巍巨轮。

对于在火线递交入党申请书的这些年轻医护来说，"锤炼"是一种刻骨铭心的记忆。

"当时我的身边几乎都是党员，有什么事都是冲在最前面，什么都肯干。"第八批援鄂医疗队员钱琳护士告诉记者，有个同事在给病人穿刺时划破了手套，针头戳到了自己。负责院感防控的老师建议他休息观察，但那段时间人手特别紧张，他担心自己的休息影响到其他人，第二天就正常返回岗位。

"他就是党员，是我想象中共产党员的样子，我很想加入他们，成为他们中的一员，成为像他们那样的人。"此后不久，钱琳就在前线递交了入党申请书。

"我的同事吴文三在大年三十那天奔赴武汉，他出发时的样子在我眼里散发着光环，太伟大了。"入党积极分子黄敏护士，3 月 7 日跟随上海 ECMO 团队"尖刀连"抵达武汉。

在危重症病人中，经历过一轮轮抢救后，最终留给 ECMO 团队的，都是最难的病人，因为上 ECMO 是最后的选择。"以前觉得自己干的就是一份打针发药的工作，从来没想到，自己的工作这么有价值。"黄敏告诉记者，有个上了 ECMO 的病人在撤机醒来后，说的第一句话是："我要带你们一起去珞珈山看风景。"那一刻，是她从未有过的成就感。

交上入党申请书后，黄敏说了一句话："以后干下去的力量，有了！"

在公卫隔离舱一班工作 8 小时是一种什么样的体验？入党积极分子张琬千护士是这样向记者描述的：隔离服很厚很重，全身都是汗，可是眼睛还是一刻不敢离开监视仪。"经常需要跪在地上看引流液色泽，擦屎擦尿这些都不算啥，最怕的是给病人翻身，他们每一个都人高马大，身上还插着很多引流管、血透管、ECMO 管子。"站在床前的小张显得特别弱小，一个人压根使不出力，经常要大声喊"有人能帮帮我吗"？

在疫情来临前递交了辞职报告的男护士郁园丁，也是今年考察发展的积极分子之一。"疫情突然来了，看到很多同事去了前线，我觉得我不能在这个时候离开，于是就要回了辞职报告，去了公卫中心。"

"在'公卫'那段时间，看到大家每天争着值班，我突然就醒悟过来，这个国家对人民这样有责任感，我不能做局外人，我要加入进来！"他告诉记者，当初辞职是因为没有找到职业的认同感，总觉得自己干的是体力劳动，但是疫情让他看到了自己的技术价值，写入党申请书的时候，他已经在心里对自己说："其实翻班也不是不能克服的困难，也没有那么辛苦，原来我也是一个光荣的白衣天使。"

"天天值班，随时值班，连续值班，只要在值班，人的神经就没办法有一刻的放松，这对身心和意志力都是极大的考验。"饶是一名老党员，皋源回忆那 75 天的经历时，也不由地向记者感叹："如果不是有信念、有意志力，真的很难坚持这么久！"

"各位，如果你们入党了，请一定要知道党员这个身份意味着什么，入党不是一种形式！"讲台上的老党员皋源，缓缓打开一张图片，一幅巨大的"100"，党徽昂扬向上，两个时代的"车轮"滚滚向前，56 束光芒照亮前行之路。

"100 年前，参加中共一大的代表平均年龄 28 岁，是那个时代的 '90 后。你们是新时代的 '90 后，欢迎加入我们，你们一定会有更好的未来。"皋源话音落地，台下 '90 后们掌声四起。

------以下是"灵魂拷问"时间------

问：'90 后是如何看待入党这件事的？

张琬千护士：

谁说 '90 后不关心国家和民族的命运？我的身边都是党员好嘛？其实我一直挺羡慕他们的。你知道 '90 后对入党这件事有多认真吗？这次写入党申请报告，我先上网仔仔细细查了关于入党的流程和要求，然后打电话给我的三四个党员朋友咨询，请他们给我详细解释了"如何成为一名党员"和入党的流程。申请书我是写一遍改一遍，涂涂改改地修改了很多遍，光有些词句就修改了很多次。写完还拍照发给我朋友看，让他们提修改建议。

问：你是如何理解"信仰"的？

王洁敏医生（积极分子）：

所谓信仰，就是在前路不明朗的时候，心里有一种坚定的信念支撑，没有太多的目的性，就是想做一件事。

钱琳：

我们活在世上总是要留下一点东西，付出一点贡献的，人不能碌碌无为地过一生，不能等到你老的时候回忆这一生时，发现自己什么也没有干。你努力过，以后可以骄傲地告诉你的子孙后代，这一生我也曾付出过，也曾为国家做过贡献。

郁园丁：

做好自己的事，就是我的职责。虽然我干的不是大事业，但也是这个社会不可或缺的一份子。以后我是党员了，就得站在群众的前面啊！

（使用时，题目作了删节）

都阳了：期待所有人闯过这艰难一关

《新民周刊》   2022-12-28   作者：黄祺

阅读提示：

所有人都在期待这是"黎明前的至暗时刻"，期待闯过这艰难一关后拥抱新的生活。

2022 年 12 月 26 日深夜，国家卫健委发布公告：将新型冠状病毒肺炎更名为新型冠状病毒感染；自 2023 年 1 月 8 日起，对新型冠状病毒感染采取"乙类乙管"，不再对入境人员和货物等采取检疫传染病管理措施。

还没有睡的网友们在朋友圈百感交集地评论："3 年了……"

社会运转将逐渐回归日常状态，但奥密克戎的快速传播在中国内地还处于高峰阶段。所有人都在期待这是"黎明前的至暗时刻"，期待闯过这艰难一关后拥抱新的生活。

突然安静的城市

"这景象仿佛电视里看到的日本海啸——眼见海水向陆地涌来，没有什么力量可以阻挡。"上海居民梅先生（化名）这样形容着正在经历的奥密克戎第一轮冲击波。

梅先生是一名商务人士，朋友圈里的朋友遍布天南海北。12 月初，北京的朋友纷纷晒出"两条杠"，大家描述的"刀片嗓"、浑身痛让他有点紧张。从12 月的第二周开始，上海的朋友陆续阳了，只不过上海人似乎不太晒朋友圈，只有特别熟悉的朋友会私信各自"倒下"的消息。

多米诺骨牌很快击中梅先生自己。12 月 12 日白天他参加了一个会议，第二天，一起参会的同事通知他会场里有人发烧，叫他自己当心。到了傍晚，梅先生敏锐地感觉到自己嗓子有点痒，果然，晚上10点，平常还精神百倍加班的时间点上，梅先生觉得后背发凉，测体温——38.2度。接下去的几天，梅先生的太太、父亲、母亲，以两天一个的速度倒下，等平常负责烧饭的母亲倒下，梅先生自己已经退烧，正好可以起床做饭照顾家人。

梅先生经历的，可能是目前全国各地居民正在经历的过程。梅先生70岁的母亲感慨："活了几十年，第一次看到家家户户发烧。"

数据也能证实这场"海啸"的存在。

2022年12月25日下午，浙江省政府新闻办举行新冠肺炎疫情防控工作新闻发布会。会上公布，目前浙江日新增报告阳性人员数已突破100万例，预计浙江感染高峰将提前到达，在元旦前后进入高位平台期，期间日新增阳性人员最高将达200万人，高峰期预计维持一周左右。山东青岛市卫生健康委12月23日公布，按照监测数据推测，青岛目前每日新增感染量为49万人—53万人，24日及25日会在此基础上以10%增速增加。

12月25日还有一条新闻：国家卫健委宣布，从即日起不再发布每日疫情信息。

奥密克戎对高龄老人和基础病患者的威胁，正在成为我们很多人亲眼所见的现实。近几日，不断有高龄知名人士感染新冠后去世的消息传出，他们本身比较脆弱的身体被奥密克戎压垮。

医疗系统正在承受前所未有的压力，不少医院医护人员感染已达三分之二，症状缓解的医护人员坚持上岗，以维持患者基本的就医需求。12月26日前，感染后居家休息或者在家照顾家人的人们发现，网上卖菜平台像封控期间一样出现了"运力不足"的提示，一些居民不得不在身体不适的情况下出门买菜购物。

因为陆续感染病倒，各行各业都出现了岗位减员的情况。网上段子说："以前缺客户，现在缺员工。"

上海地铁客流量真实地反映出社会运转明显降速。

上海地铁客运量工作日基本保持在每天900万人次以上。12月19日是周一，原本是上海交通最为繁忙的一天。但这一天上海地铁总客流为474.7万人次，此后一路下滑，到周五为274.6万人次，只有两周以前周五的五分之一。 过去每年平安夜，不少上海人要出门过节，2021年12月24日地铁总客流是1229.8万人次，但今年的平安夜客流量只有180.0万人次。

乘客少了，车站员工也少了。乘客们发现，一些车站原本三个人值守的安检口，只剩下一个人忙前忙后。12月25日申通地铁集团发布公告，发车间隔将拉大："近期上海地铁每天将根据线网实际客流和员工情况，动态调整全网络各线路运能。届时，市中心区段高峰时段运营间隔约5分钟至7分钟，部分线路最大运营间隔约10分钟。后续将会根据客流和员工返岗情况及时增配运力。"

12月的前两周，上海中小学和高校中奥密克戎传播的速度也突然加快。上海市教委宣布，上海中小学校自12月19日起，除初三、高三年级外，全部调整为线上教学。全国各所高校也将教学改到线上，期末考试改为线上考试，这样，不少学生选择提前返回家乡。

城市安静下来，原本拥堵的道路变得畅通，商场里顾客大幅度减少。

被买光的退烧药

12月13日是周二，上海一家事业单位大楼内，原本没几个人"光顾"的医务室门外排起了长队，这景象是保健医生工作十多年都没见过的。员工们需要的药物基本上就是三种：退烧药、感冒药、咳嗽药，中药西药都可以。很快，本来就没有多少库存的医务室里，这三类药都开光了。单位微信群里有人发消息："医务室没药了，大家自己想办法吧。"

办法其实并不多，因为闻风而动备药的人群，已经把药店和医院的药抢得差不多了。

过去的两年多，为了疫情防控需要，"四类药品"在零售渠道的销售被严格管理，"四类药品"指的是退热、止咳、抗感染、治疗咽干咽痛等药物，目的是避免一些新冠病毒感染者自行服药治疗而无法监测到。

12月7日，国务院联防联控机制综合组发布了优化落实新冠肺炎疫情防控"新十条"。而在此之前的几天，北京等城市对"四类药品"的销售管理作出调整，购买这类药物不再实名登记。

一些敏感的市民马上意识到，防控政策调整后必然会有大面积的感染出现，备一些针对奥密克戎感染症状的药物，图个安心。当时并没有多少人明确地预测到，他们可能过不了几天就会用到这些药。

奥密克戎快速传播开始比较早的北京，"抢药"也发生得早一些。12月初媒体就有报道，北京市朝阳区一家药店店员表示："昨天开始，布洛芬就卖光了，但其他退烧药还有，我们会针对缺货的药物尽快进行补货。中药如连花清瘟可能目前北京多数药房都比较难买到了，预计过两三天会到一批货。"

但后来零售药店缺货的情况并没有像这位店员预计的一样改善，而且，药店货架被买空的现象已经蔓延到各个城市。12 月 22 日晚间，记者在上海市宝山区的一家零售药店看到，退烧、止痛、感冒类药物一件也没有，止咳药只剩一种——枇杷止咳糖浆。这家药店的线上销售因为叫不到外卖小哥而停止，尽管夜间寒风阵阵，店员还是大开着店门保证空气流通，收银店员带着 N95 口罩，看起来精神萎靡。

上海的邻里之间，开始了新一轮的互帮互助，上一次是今年春天封控期间大家共享着紧缺的物资，这一次则是"有药出药"。

12 月 20 日，一家互联网公司推出找药小程序，协助"民众之间药物共享、互帮互助"，一时间不少人在朋友圈转发。小程序页面简明地分成"我需要药"和"我有多的药"两部分，用户打开小程序就可以看到自己所在位置附近居民发出的需求。记者打开小程序看到，大部分需求是"布洛芬 4 颗""对乙酰氨口服溶液""美林"……

为了缓解缺药难题，不少地方迅速地拿出了应对措施。12 月 17 日，苏州部分核酸采样屋改造成发热诊疗站的新闻刷屏。居民到诊疗站进行就诊后，就能马上开药，而且联网医保。几天后，苏州的做法被全国很多城市效仿，对新冠发热患者的医疗服务，做到了靠前一步。

还有一些城市，向居民免费发放退烧药物。

安徽安庆、河南驻马店、广东东莞、海南海口等城市，一些零售药店将布洛芬等紧缺的药物拆零免费发放给居民，有的药店门口排起了几百米的长队。当然，紧缺的气氛中也出现了不法人员高价倒卖药物的现象，一瓶美林甚至被炒到几千元。

针对强生旗下美林、泰诺等退烧产品在国内局部地区出现供不应求的情况，强生方面 12 月 16 日回应称，目前上海强生制药有限公司的工厂已将产能提升至最高水平，并在亚太供应链网络中优先供给中国市场。同时也在积极推进优化生产设施等计划，以期进一步提高产能。

事实上，无论是布洛芬还是乙酰氨基酚（扑热息痛），中国都是生产大国，中国生产的这两类药物过去不仅能够供应国内市场，还大量出口。但是，常规的市场供应量面对突如其来的家家户户囤药，必然会立即出现短缺。单纯按照生产能力而言，中国制药企业仅需要几天就能生产出大量的药物弥补市场短缺，但问题是，布洛芬等药物一个家庭的消耗量也就是一盒，企业也必须考虑很快就要到来的产品过剩的问题。

绷紧的医疗战场

12 月 24 日，上海交通大学医学院附属仁济医院东院发热门诊量一天的接诊量为 867 人次，急诊科则高达 1351 人次。其中，120 救护车送至急诊的患者有 114 位，这个数字是平时的 5 倍左右。而与此同时，仁济东院急诊科原本 31 位医生，只剩 4 人尚未感染，护士的感染比例超过 60%。急诊医护人员八成倒下的情况下，医院急诊仍然敞开大门接收患者。

陈医生（化名）是上海市一家二级医院的呼吸科医生，12 月 24 日这天起床觉得自己喉咙有点不舒服，她工作的医院已经减员严重，不得不按照轻伤不下火线的标准要求医护上班。陈医生当天晚上应该要到发热门诊支援，她打算好只要症状不严重就去上急诊。但到了下午，陈医生体温上升到 39.2 度，最终还是请假了，因为这样的高烧再坚持上班，可能最后反而给医院添麻烦。

上海中医药大学附属岳阳中西医结合医院急诊科主任钱义明介绍，近几日，医院发热门诊单日就诊逼近 1000 人次，是平时的 5 倍。就诊病人翻了几倍，医生则面临"战斗性减员"，令人揪心。

为了缓解大医院发热门诊压力，12 月 19 日起，上海市各类社区卫生服务机构（中心、分中心、服务站、村卫生室）2594 间发热诊间全部启用。上海市卫健委介绍，12 月 23 日，全市各社区卫生服务机构共接诊发热患者 40338 人，较前一日增长 5.6%，占全市发热诊疗量比例达到 50.2%。相比之下，市级医院发热门诊占比已从 58% 降至 18.7%。

当然，社区医院也正在面临严重减员和就诊人数增加的双重压力。"12 月 15 日前都是来开退烧药、感冒药的，后来药没有了，其他科室患者少了，发热门诊开始忙起来，大家都去支援。"上海一家社区医院的医生，简要地向《新民周刊》介绍了过去十天情况的变化。她所在的社区医院有三分之二的医护人员感染，坚守岗位的是剩下三分之一没感染的和最早一批症状缓解后返岗的医护人员。

医院里的其他科室，也在"坚持"。上海一家专科医院的麻醉科医生 12 月 25 日这天记录道："昨天值班的小伙伴值班中高热，正式退出决赛圈了，偏偏一早还在做急诊。早早去接班继续急诊手术，合作上台的护士医生都是刚刚返岗的'杨过'们，整个手术室只听到此起彼伏的咳嗽声。"

上海第十人民医院耳鼻喉科主任张家雄说，耳鼻喉科因为需要患者摘下口罩检查，是高风险岗位，科室里十几名医护人员到12月23日只剩一人没有感染，但一些必须做的手术和治疗没有停，工作没有停下来。

近两周，上海120需求也出现了激增，急救系统紧急招募志愿者，首批志愿者经过培训后已经于12月25日上岗。上海松江120面向社会招募工作人员，几天里就有80多名各行各业的志愿者报名。120工作人员介绍，目前上海120急救车以24小时为一班来排班，每一班出车达到30多次，24小时可以跑400公里——500公里，非常辛苦。

面对疫情防控新形势新任务，上海市卫健委组织7个中心城区派出医生191人支援市急救中心，组织15家三级医院45名麻醉医师支援市急救中心；各郊区卫健委组织区属医院56名医师支援郊区急救中心。

上海交通大学医学院附属仁济医院麻醉科主任俞卫锋介绍，120接诊的主要是高血压、冠心病、糖尿病、脑卒中、支气管炎的脆弱人群，有时候在路上就有风险，急需加强院前急救。麻醉医生是全科医生，派出麻醉医生跟随救护车，可以第一时间以最专业的技能为患者展开救护，保证患者的生命安全。

医疗系统不仅缺药、缺人，还缺血。

近日，全国多个城市发布献血倡议，希望市民献血以缓解血库告急的情况。北京市通州卫健委12月23日发布的倡议中提到：目前，区中心血站每日血液采集量不足正常采集量的30%，各类库存血液已达最低警戒线，难以满足接下去医疗机构临床用血需求。

让人略感安慰的是，最艰难的时期可能不会持续太久。12月26日的上海，几家大型网上卖菜平台的运力明显恢复，路上汽车又多了起来，这一天上海地铁总客流量有所回升，达到343.7万人次。

又到山花烂漫时 重温白衣抗疫情

《上海大众卫生报》 2021-05-28 作者：瞿乃婴

  按满红手印的请战书，见证白衣战士在抗疫一线奋战历程的医疗队服、手术服、手绘排班表、医疗日记，院士名家手书抗疫感言和书画作品，充满童趣的童心抗疫画……2020 年 5 月 27 日，"待到山花烂漫时"——复旦大学抗击新冠肺炎疫情专题展览在复旦大学图书馆医科馆揭幕。现场展出了 500 余件珍贵抗疫实物展品和生动详实的图文展板等，其中很多展品均首次向公众展出。

  此次图文展区设置时间轴，次第展现自 2020 年 1 月 22 日学校成立疫情防控领导小组至师生有序返校为止的各重要时点，精选 250 余张图片资料、图示素材，忠实记录、生动展现"复旦上医人"的"最美逆行风采"、学校疫情防控成效以及全面推进"停课不停学""师生有序返校"等重要工作，全面立体诠释"复旦精神"和"复旦上医精神"的新时代内涵。除了生动翔实的图文，现场更有大批来自抗疫一线的珍贵实物。

  复旦大学图书馆自 2020 年 2 月开展抗疫史料征集活动，并同步记录和保存复旦人抗击疫情期间的文献资料，展示疫情期间"复旦人"为国分忧，团结奋斗、积极向上的精神面貌和工作状态，弘扬一线医务人员济世为怀的精神，为爱国主义校园文化建设助力。抗疫期间，援鄂医疗队员主动在前线搜集各种抗疫史料，目前图书馆已收到来自抗疫一线的实物史料捐赠超过 800 件，10 余位院士泼墨挥毫，书写振奋人心的文字，丰富展览的内涵。

  在展览举办一周年之际，记者再次走进复旦大学图书馆医科馆，通过几个关键词，重温史料背后那一个个鼓舞人心的真情故事、一段段弥足珍贵的历史记忆，感悟复旦精神，汲取奋进力量。

关键词 1：出征

"武汉有难，全国驰援"，这场与新冠病毒的"战斗"轰轰烈烈展开，白衣天使义不容辞投身国家和人民最需要的地方，以医道普济天下，用医道拯救苍生。

2020 年 1 月 23 日，接到国家卫生健康委指令，复旦大学附属中山医院钟鸣医生作为首位驰援武汉的上海医疗专家奔赴前线。自此，复旦大学各附属医院、中山医院厦门医院先后派出 511 名医护人员奔赴武汉支援。上海的两家新冠肺炎患者定点收治医院均为复旦大学附属医院。不论驰援武汉前线，还是坚守上海的医务人员，都向人民交出了满意的答卷。

此次展览中，向武汉前线派出医护人员的附属医院和两家上海市新冠肺炎患者定点收治医院均有抗疫实物展出。其中，三家派出大型医疗队的附属医院领队和队长，朱畴文、马昕、罗哲、张继明、李圣青、施劲东，以及上海首位驰援武汉的医学专家钟鸣等，均捐赠大量实物，展览现场特意为他们设立了展示专柜，呈现他们的前线抗疫记忆。

展览现场的每一件抗疫展品的背后都蕴含着感人的故事。展览现场，一张张登机牌和高铁票记录下白衣战士披甲执锐、千里驰援的壮举。展品中还有一张特别的"高铁票"，是由复旦大学附属华山医院支援武汉三纵队队员曹晶磊自制的纪念高铁票，座位号"03 车"寓意"三纵队"，"57D"为援汉天数，身份证号码处数字代表支援武汉往返日期。

关键词 2：奋战

卷皱的值班表、工作手记、交接登记本，医护人员的工作证、臂章、手术服……抗疫一线或惊心动魄，或感人至深的瞬间，都融入每一件从前线带回的抗疫实物中。

展品中有来自"最早逆行者"钟鸣在武汉入住 75 天的酒店房卡和金银潭医院工作服、来自朱畴文领队的全套证件和武汉抗疫证明、来自马昕领队的手稿和方舱纪念证书、来自洪洋领队的雷神山车辆通行证、来自罗哲队长的全套湖北民盟抗疫纪念品、来自张继明队长的个性化肖像订制邮册、有来自李圣青队长的孙春兰副总理点赞照、来自施劲东队长的带编码的订制"天使之翼"胸针，还有来自张文宏的纪念证书、感谢信。

关键词 3：初心

让党旗在抗疫一线高高飘扬！在抗疫期间，经批准成立了中共复旦大学附属中山医院援鄂医疗队临时党支部委员会和中共复旦大学附属华山医院第四批援鄂医疗队临时总支部委员会。

"乙亥末、庚子初，大疫起。此时的我在武汉抗疫第一线写下了这份入党申请书，申请加入中国共产党。疫情是场战争，医护人员就是战士，要打赢这场战争，战士们决不能倒下。我作为一名院内感染防控工作者，我的使命就是保护医护人员免受疾病感染。我必恪尽职守，完成使命！"展品中，一份份真情实感的入党申请书透出了白衣战士坚定的理想信念和对党的赤诚忠心。在抗疫最前线，44 位复旦的白衣战士"火线入党"，与全体党员共同发挥了党员干部的先锋模范带头作用。

关键词 4：凯旋

春暖花开，英雄凯旋。医疗队员在春节时分奔赴武汉，经历大雪纷飞，也迎来春和景明。2020 年 3 月 17 日至 4 月 6 日，511 位援鄂的复旦上医人完成使命，悉数荣归。

此次展览中，有不少展品是武汉当地市民、志愿者赠予援鄂医护人员的暖心礼物，有采集春日樱花制作的感谢卡，还有汉绣纪念品、文化衫、烙画葫芦，展现武汉市民对"逆行者"的敬意和感激之情。

展览现场还特设院士名家抗疫书画手稿展区和儿童书画展区。目前，复旦大学图书馆已收到韩启德、闻玉梅等多位院士的珍贵抗疫手稿，还有华山医院感染科主任张文宏，原上海市健康教育所所长、著名健康教育专家胡锦华，"落日余晖"的"男主角"刘凯等捐赠的抗疫手稿和画作。

家门口的社区发热诊间
开启第一时间甄别出重症病人

《新闻晨报》 2022-12-19 作者：陈里予

　　"这是我们上周末紧急搭建的发热哨点，并进行了扩容，目前有2个诊间，3个诊台，以方便更好的为发热患者提供医疗服务。"从今天开始，上海各类社区卫生服务机构（中心、分中心、服务站、村卫生室）2594间发热诊间全部启用。记者在徐家汇街道社区卫生服务中心、打浦桥街道社区卫生服务中心、南京西路街道社区卫生服务中心等多个社区卫生服务中心看到，发热哨点诊室已经开启，已经有不少出现发热症状的市民在家门口的社区医院得到就医指导。发热哨点诊室最重要任务之一就是在第一时间在发热病人中识别出重症病人，第一时间转运到上级医院。

　　上海市卫健委透露，目前看病还需要出示48小时核酸阴性报告。但对于出现发热、呼吸道症状等患者，会引导至发热门诊（诊间）就诊，进行抗原或核酸检测后开展相应诊疗服务。对于市民关心的配药问题，本市正在将发热诊疗药品向社区倾斜，确保满足居民发热诊疗就医需求。

高年资医生接诊，轻症居家有"守门人"守护

　　住在徐家汇区域的35岁白领咳嗽、发热3天了，体温最高到过39.6℃，并出现了全身肌肉酸痛。出现在徐家汇街道社区卫生服务中心发热哨点诊室的时候，这位市民有点焦虑，资深的全科医生给她进行了初步的检查：两肺呼吸音清，为闻及湿性啰音，心率80次/分，律齐，血氧饱和度98%。

　　全科医生给了这位病人一颗"定心丸"，因为考虑是轻症，给她开了新帕尔克、疏风解毒胶囊以及对症止咳处理，并再三嘱咐病人一定要居家休息，多饮水，

加强营养。如果吃了药依然很不舒服，还是要到医院随访。

事实上，徐家汇街道社区卫生服务中心的发热哨点上周一启动接诊，已经试运营一周了。记者在现场看到，对于前来就诊的患者，分区诊疗，互不交错。

社区卫生服务中心门口专人测量体温、查看 48 小时核酸报告。无核酸报告的在抗原检测区域进行抗原检测。体温正常、核酸或抗原正常的进入普通诊室。体温超过 37.3℃的，由专人引导至发热哨点诊室。核酸或抗原阳性的，由专人引导至阳性诊疗区域。

"上周中心发热哨点一共接诊 10 名发热患者，上周一接诊的发热患者都是轻症，未发现重症，高年资主任医师接诊后予以对症处理。为了提高社区医生接诊新冠感染患者的医疗救治能力，徐汇区卫健委组织全体医务人员参加培训，并对从事发热哨点工作的医护人员加强培训。"徐家汇街道社区卫生服务中心副主任杨国贤告诉记者，

发热哨点的接诊医生，对于轻症、无症状予以对症处理，根据患者病情，开具四大类药物，解热镇痛类、止咳化痰类、抗病毒、抗过敏类，同时做好居家健康指导，比如家里多通风、多饮水、注意休息，加强营养，提高机体免疫力。中心为保证发热患者的正常诊疗需求，药剂科建立预警机制，每日上报药品消耗和库存量，及时进行增补，同时多渠道采购同类代替药品。

发热哨点诊室最重要任务之一，就是在第一时间在发热病人中识别出重症病人。发热哨点诊室内已配备指脉氧监测仪，监测发热患者血氧饱和度。社区医生在仔细问诊以后，综合评估，如出现血氧饱和度低于 95%，或者基础疾病较重，合并新冠病毒感染的，综合评价病情较重的，就会及时转诊上级医院。

杨国贤说，徐汇区卫健委持续做好分级诊疗工作，建立医联体对口联系机制，属于"徐家汇－徐中心－中山医院"医联体。徐家汇社区离中山比较近，如果发热患者出现重症，及时呼叫 120 转诊中山医院进一步诊治。

第一时间评估病情，重症转诊紧密对接

今天一早，打浦桥社区卫生服务中心的发热哨点门诊也有不少病人。45 岁的王先生发热 1 天，出现喉咙痛、乏力、头痛等症状。到打浦桥社区卫生服务中心发热哨点测量体温为 38 度、抗原阳性。接诊医生询问病情后，评估下来王先生没有基础疾病，一般情况比较好，适合居家隔离观察，予以解热镇痛药物后，嘱咐他多喝水，注意休息。

让王先生意外的是，接诊医生还给了他一个打浦桥街道社区卫生服务中心24 小时的医疗保障热线，居家期间有问题可以随时找医生问，相关的家庭医生也会对他进行后续随访管理。打浦桥街道社区卫生服务中心的哨点基本每天都有发热病人就诊，如果接诊医生评估下来患者基础疾病较重或者生命体征不稳定，比如呼吸困难或急促，经药物治疗 3 天后体温仍持续超过38.5 度等等，接诊医生会与上级医疗机构联系沟通，启动转诊。

不仅是在发热哨点门诊，家庭医生们也早就驻守在 24 小时健康服务热线前，目前每天都有十几个咨询电话。相关负责人表示，除了病情咨询以外，更多的人在咨询疫情相关的接种疫苗、看病核酸要求等等。

今天上午，在闵行浦锦社区卫生服务中心发热门诊，有 30 多位发热患者前来就诊。"我们中心的发热哨点经改造后升级为发热诊室，其中划分了两个治疗区，一个阴性治疗区、一个阳性治疗区。" 闵行浦锦社区卫生服务中心全科副主任医师、医务科科长李清介绍，患者来中心后，预检分诊会着重问询发热情况和核酸情况，如果发现有发热患者，即引到发热诊室进行诊治。接诊护士再次对患者进行复测体温和抗原检测，如果抗原阴性，则直接在发热诊室阴性治疗区诊治，如果抗原阳性或者直接告知核酸阳性，则引导到阳性治疗区诊治。

李清表示，在阴性和阳性两个治疗区，医生会根据患者的病情进行用药，比如发热超过 38.5 度，考虑加用退烧药，咳嗽加咳嗽的药等，同时让患者多休息、多喝水。患者在发热诊室完成挂号、收费、诊疗、配药等，目前药品紧张，发热药一般只配 3 － 5 天的量。

如果医生评估下来患者病情较严重，比如不明原因发热、发热好几天情况没有改善，或伴有其他并发症等，就考虑转诊至就近的仁济医院（南院）。

她介绍，闵行浦锦社区卫生服务中心发热哨点诊室依据目前疫情防控形势以及上级的要求，及时改造为发热诊室，并且增加了医务人员和相关药品的供应，以满足医疗需求。该发热哨点进行了扩容升级，原来发热哨点只有一个诊室，经过扩容，目前有两个诊室，一个治疗室，一个留观室。同时，将旁边的空间有序开发成含有两个诊室的阳性治疗区。近一周，该发热门诊已服务 100 余人次。

"目前阳性诊室也在升级。我们将整合五个集装箱，包含一站式的挂号、取药、检验等功能，同时配备四个阳性诊室，以满足阳性患者的治疗需求。"发热门诊服务时间为周一至周五 8:00 － 11:30，13:30 － 16:30；周六、周日8:00 － 11:30。

无独有偶，普陀区桃浦镇社区卫生服务中心 12 月 8 日就重启了发热哨点门诊，上周已经有 42 个居民前去看病，主要就是发热、嗓子痛等情况。今天上午，发热门诊更为忙碌了，有 30 多个人前去问诊。普陀区桃浦镇社区卫生服务中心副主任黄芸告诉记者，

目前发热门诊内的病人情况都比较平稳，有年轻人、老年人，有的人发烧到 38、39 度，有的人没有症状，家庭医生担任了"守门人"的角色，让更多轻症的人安心居家治疗，也在第一时间发现重症病人转送到上级医院。

本市正在将发热诊疗药品向社区倾斜

市卫健委介绍，为进一步方便广大居民发热就诊需求，全市社区卫生服务机构迅速行动，扩点布局，增能提效。社区卫生服务中心、分中心发热门诊、哨点诊室全部扩容，社区卫生服务站、村卫生室全部设置"发热诊疗区域"，社区卫生服务机构发热诊疗功能全覆盖。12 月 19 日起，全市各类社区卫生服务机构（中心、分中心、服务站、村卫生室）2594 间发热诊间全部启用。

在社区卫生服务机构开诊服务时间里，步入家门口的社区发热诊间，居民可便捷获得发热诊断、对症治疗、健康指导等服务。目前，各社区卫生服务中心已充实医务力量，安排有经验的医务人员接诊发热患者，并全部与上级医院建立紧密对接。本市也正在将发热诊疗药品向社区倾斜，确保满足居民发热诊疗就近就医需求。

居民如出现发热等症状时，可第一时间选择到就近的社区卫生服务机构就诊，全市各社区卫生服务中心已向社会公布 24 小时健康服务咨询热线，为居民提供便捷的医疗服务信息指引和健康咨询指导。市民如需了解就近社区卫生服务机构发热诊疗信息，可拨打热线电话咨询。

上海落实"乙类乙管" 持续推动老年人疫苗接种

界面财联社　2022-12-19　作者：黄景源

"最近有没有发热咳嗽？"

"有没有糖尿病？"

"血压控制得怎么样？"

……

2022年12月28日下午，在家庭医生逐一询问、评估后，住在上海市奉贤区南桥镇解放新村50号的卫行蓓老人，在自己家中注射了第一针新冠病毒疫苗。

卫行蓓今年73岁，因患有心脏瓣膜疾病、高血压、冠心病等慢性基础疾病，加之行动不便，一直没有接种疫苗，"不是不想打，而是不敢打"。

近期，南桥镇社区卫生服务中心家庭医生王鹏了解到此情况，考虑到老人近期病情稳定，没有疫苗接种的禁忌症，加上上海正迎来感染高峰，建议老人加强免疫。王鹏给老人吃了定心丸，她可以接种疫苗。与老人所在的居委会取得联系后，王鹏与社区卫生服务中心负责接种的医护人员一起，到老人家中上门接种。

"现在感觉挺好的，打针的地方也不痛，打完心里放心了很多。"卫行蓓哽咽道。

据了解，奉贤区南桥镇采取了"固定点位＋机动队伍"的模式，提供新冠疫苗接种服务。固定点位周一至周五每天下午、周六全天开设；机动队伍则下沉到各个居委、村开展巡回接种。

界面新闻在南桥长者照护之家看到，不时有咨询接种"加强针"的老年人。

年过七旬的老人杨建华表示，自己 2021 年底就打了第三针，为加强免疫，得到消息后第一时间就预约接种了第四针。

王鹏表示，随着新冠政策调整加上感染人数不断攀升，老年人接种疫苗的意愿也变强了。在日常门诊中，遇到慢性病控制较为稳定且没有禁忌症的老年人，王鹏也会建议他们及时接种疫苗，共筑免疫屏障。同时，对于行动不便的老人，社区医院还提供上门接种服务。

界面新闻从奉贤区疾控中心了解到，对有接种需求但对健康状况有所顾虑的老年人，奉贤区各街镇、村居和社区卫生服务中心医务人员还组成 3 人评估小组，全覆盖开展健康评估，评估小组还及时为老年人答疑解惑，消除他们的顾虑，提高老人接种的积极性和主动性。

截至 12 月 5 日，奉贤区 60 岁以上人群完成第一剂接种 19.2 万人，接种覆盖率 89.1%；完成二剂次全程接种 17.8 万人，全程接种率 82.7%；完成加强剂接种 13.0 万人，加强免疫率 60.0%。

界面新闻获悉，对于出行不便的老人，上海市松江区小昆山镇社区卫生服务中心也成立了上门接种小分队，为老人提供上门接种服务。"麻雀虽小，五脏俱全"，小分队有预检工作人员、接种人员、苗管以及医疗保障人员。截至目前，上门接种小分队共接种 3806 剂次。

近日，国务院发布的《关于对新型冠状病毒感染实施"乙类乙管"的总体方案》提出，要进一步提高老年人新冠病毒疫苗接种率。

连日来，上海正持续推进老年人群接种疫苗工作。统计数据显示，截至 12 月 26 日，上海 60 岁及以上老年人新冠疫苗累计接种 1101.36 万剂，覆盖 420.96 万人，全程接种 396.92 万人，加强免疫接种 285.83 万人。

上海市疾控中心多位专家表示，新冠病毒疫苗可以极大地降低发生重症和死亡的风险。完成新冠病毒疫苗的基础免疫，即使感染，发展成重症的风险至少降低 80%；如果还接种了加强针，风险降低 90% 以上。因此，符合条件的老人应尽快完成加强针的接种。

老年人和慢性病人群都是感染新冠病毒后的重症、死亡高风险人群。健康状况稳定，药物控制良好的慢性病人群建议接种新冠疫苗。处于稳定期的患者，接种疫苗前后，仍应按医嘱用药。

　　需要注意的是，现有研究数据表明和接种技术指南规定，新冠病毒感染后6个月内罕见再次感染发病的情况。既往新冠肺炎病毒感染者（患者或无症状感染者），可在6个月后接种1剂。

（使用时，重拟了题目）

张文宏：是否构成威胁还需观察两周

《健康报》　2023-01-04　作者：孙国根

11月28日，复旦大学附属华山医院感染科主任张文宏教授针对目前在南非出现的新冠新变异株奥密克戎，提出了自己的专业解析，他认为该毒株是否构成威胁还需观察两周。

张文宏认为，奥密克戎变种突变点数量远超已经发现的所有变种，预计应该是在宿主体内经历较长时间进化后形成。目前多数认为该变种可能是在免疫功能缺陷者，如艾滋病患者体内，经过长时间携带，最终进化而成。形成新变体后，又经过偶然的机会经过传播，并迅速超越了已有毒株的传播能力，成为南非近期所记录的病毒株中的优势株（占比90%以上）。

这是否说明奥密克戎会对免疫脆弱人群构成威胁，全球抗疫努力就此前功尽弃呢？张文宏认为，现在还很难说。南非疫苗接种完成率低，完成全程接种的人口比例仅为24%，自然感染率为4.9%左右，不足以构建疫苗和自然感染的免疫屏障，没有免疫屏障就谈不上免疫突破。而且，南非这次病毒株基因序列公布的总量不多，需要再观察未来两周更多的数据和实验室数据才能精准判断。初步定为两周内，是因为现在全球流行病学数据，以及病毒中和试验数据，在两周到数周内都会出结果。

张文宏认为，目前奥密克戎对中国还不会产生大的影响，中国的快速响应与动态清零策略可以应对各种类型新冠变种。在动态清零策略所赢得的战略机遇期内，中国正在加速构建下阶段应对常态化抗疫所需要的科学支撑，包括形成足以支撑世界开放的有效疫苗与药物储备，以及公共卫生及医疗资源储备。

布好"前中后" 整装升级应急力

《健康报》　2021-10-21　作者：宋迪文　齐璐璐

　　2020 年 9 月，国家卫生健康委批复复旦大学附属中山医院公共卫生应急能力提升项目实施方案。大型综合性医院既担负危重患者救治的重要任务，又处于突发公共卫生事件识别一线。复旦大学附属中山医院如何强化公共卫生意识，提升应急响应能力，促进公共卫生应急管理体系建设？本报记者专访了复旦大学附属中山医院副院长钱菊英。

打好发热门诊"前锋"

　　"对于疫情防控，发热门诊是第一道防线，是防控的前锋。"钱菊英表示，为完善发热门诊设置，升级发热门诊功能，复旦大学附属中山医院对发热门诊进行改扩建，并于去年 12 月启用。

　　钱菊英介绍，全新运作的发热门诊严格落实发热患者闭环管理，以"六不出"为标准化建设要求，做到患者在"挂号、检验、检查、取药、治疗、留观"六个环节不出门。医院在发热门诊区域内配备 12 间负压隔离病房，病房内设有全套监护和抢救设备，可实现单人单间的隔离需求。同时，发热门诊还配备负压手术室、CT 等影像检查设施。就诊患者按照全封闭就诊流程，其诊疗活动均可在封闭区域内完成，防止交叉感染。

　　此外，发热门诊加强流行病学调查，第一时间对有临床症状的患者隔离留观，坚持救治在先，让患者得到及时有效救治。

　　升级改造后的发热门诊空间更大、布局更合理。"我们将原来的发热门诊和 3 号诊疗楼靠近马路的区域进行'平急结合'改造，在院内形成一个相对独立的空间，以符合传染病防控的需要。"钱菊英表示，在布局设计上，发热门诊可快速响应抗疫需求变化，灵活切换，既可在重大疫情中承担筛查、留观和应急救治的任务，又可以兼顾常规的医疗服务内容。"负压手术室功能多样，在没有疫情的时候，可转换成 4 人间病房。"钱菊英介绍。

同时，发热门诊区域内的服务流程持续优化，推进精细化、人性化调整。除了配备常规感染科、呼吸科医务人员外，发热门诊还增配内科、急诊、影像、临床检验等专科医务人员，对发热患者开展多学科、精细化诊疗。钱菊英介绍，目前，医院根据国家标准进一步进行改建，区域内可以展开新冠核酸快检。

环环相连把控"中场"

在应对突发公共卫生事件时，大型综合性医院拥有学科齐全、技术力量强的优势，但也面临日常管理压力大的状况。

钱菊英介绍，在此次新冠疫情中，复旦大学附属中山医院迅速、高效、有序地开展防疫，快速制定防疫应急预案，组建医疗救治、人力保障、物资保障、后勤、教育、督导、综合、生物安全 8 个工作组，覆盖院内防疫与卫生应急的各个方面。工作组建立应急机制，分工合作，全链条协同，环环相扣实现无缝衔接。

在落实防控措施方面，复旦大学附属中山医院对应"准、全、细、早"四大标准，全流程保障医院防疫应急和医疗安全。

医疗服务做到"准"。疫情防控和日常医疗服务"两手抓"，规范检疫流程，强化流调，针对不同的科室精准采取不同等级的防护措施。

人员管理做到"全"。利用大数据和信息化手段对各类人员进行全方位、分类别、网格化的动态管理，每天梳理医务人员、后勤人员、在院患者和家属等，做到身份查验、健康申报、体温检测、流行病学调查全覆盖。

后勤管理做到"细"。对医院各类场所，如病房、诊室、会议室、教室、电梯等，进行消毒，加强出入口管理和院内巡查。

物资保障做到"早"。及早精准预判，动态评估防疫、医疗和生活物资的需求，兼顾各类物资的日常供应和应急储备。

闭环管理是医院应急管理的重要一环。钱菊英表示，复旦大学附属中山医院制定闭环管理相关预案，明确以楼宇为单位实施网格化管理，快速摸清人员底数，同时做好各项物资储备，及时开展实战演练。

实现疫情应急处置的快速响应，提升核酸的采样和检测能力至关重要。目前，复旦大学附属中山医院已成立一支 300 人的核酸采样队伍和 40 人的核酸检测队伍，应急情况下可每天展开 1 万人次以上的单人单管检测。全院共设置了 4

个核酸检测点，可同时开启十多个采样窗口。

高水准的医疗救治、全方位的防疫管理让复旦大学附属中山医院拥有过硬的"中场实力"，进可攻，退可守，既能向外输出支援，亦能守护医院后方。

牢牢巩固感控"后防"

院感工作与医疗安全息息相关，是医疗机构疫情防控的底线。

"复旦大学附属中山医院历来重视感控方面的工作。大约在10年前，医院成立了独立的院感科，配备专职工作人员，由分管医疗的副院长直接领导。"钱菊英介绍，在疫情期间，院感部门负责指导人员流调、发热门诊人员培训、新冠肺炎诊疗指南培训、环境消毒及防护用品规范化使用等工作，为全院疫情防控构筑了安全防线，稳固了医疗安全的后防线。

"感控思维应当融入医院全员思维，并成为共识。"钱菊英强调，医务人员务必要提升安全意识，把感控工作落到实处。在复旦大学附属中山医院，每位在院职工必须接受院内组织的感染和疫情防控知识培训和考核，包括护工、保洁等第三方工作人员也被纳入培训范围。

她指出，感控是一个复杂的系统工程，涉及各种专业、学科、人员，需要持续推进制度化、专业化、职业化。多年来，复旦大学附属中山医院不断加强感控人员的配备与管理，目前已逐步构建出一套"医防融合、平急结合"的院感管理体系。医院感染诊疗与防控中心整合形成"感染病科、感染管理科、临床微生物实验室"三位一体的管理模式，持续为医疗质量与安全提供有力保障。

"医院改建发热门诊，提升人员管理、物资储备、核酸检测水平与能力，多层次开展人员防控培训。在不到两年的时间里，医院在公共卫生应急能力方面打下了坚实的基础。"钱菊英表示，在此基础上，复旦大学附属中山医院将持续完善机制、巩固理念、转变意识、加大投入，不断提升公共卫生应急处置和快速响应能力。

百名党员增援"医院总机"

《健康报》   2022-05-10   作者：齐璐璐 冯颖

"患者已插导尿管 2 个月，正在等待手术，转首诊医生。"

"患者足部肌腱断裂已 2 周，转相关专家门诊。"

"贫血病人颈静脉插管已 1 个月，需拔除，联系急诊内科总值班协调中。"

……

这是复旦大学附属中山医院骨科党支部邵云潮副主任医师的急诊咨询"接线记录"，在他当班接线的 4 个小时里，共接听了十多个咨询。"我是上午当班的，工作量不算大。但来电咨询的患者大多都比较焦急，希望能够尽快就医。我们既要做好就诊引导，给他们提供看病的'最优路径'，也要做好需求对接，解决患者燃眉之急。"

随着近期就医需求增大，中山医院总机咨询电话量增长迅速。"电话间需要增援！"该院党委向全院各党支部紧急招募党员志愿者，参与接听急诊咨询电话的工作。招募号召发出 2 小时内近百位党员主动报名。第一批 34 位志愿者根据需求完成排班，其中 90% 是来自临床一线的医护技人员，还包括来自民主党派和团委的热心志愿者。

神经内科刘颖医生连日来持续接听急诊咨询热线。为鱼刺卡喉万分着急的患者、为核酸阳性的肺癌患者咨询的居委干部、尿潴留的发热患者家属等进行电话解答，安抚情绪，并沟通协调妥善解决就诊问题。

呼吸科副主任张静主任医师说："接听急诊咨询，这项工作和看专家门诊一样很重要，有专业背景的医务人员能很快抓住患者急需解决的问题，并且对医院就诊流程比较熟悉，能让患者知道该怎么看病，情绪也就不焦躁了。"虽然一下午电话不停，接了近 30 个电话，张静说，有需要还会做一名临时"接线员"。

"患者的看病需求就是我们的行动指令。在疫情的特殊时期，更要将'一切为了病人'的中山精神落到实处，全力以赴满足患者就医需求。医院积极协调统筹，党员团员冲锋在前，相信在大家的守望相助和共同努力下，我们一定能打赢疫情防控这场硬仗！"中山医院党委书记汪昕这样表示。

救命的路，哪怕再崎岖都不能放弃

《健康报》　2022-04-08　作者：朱凡

　　"患者昨天已经拔除气管插管，各项指标都很好！"4月6日上午，上海交通大学医学院附属瑞金医院一个治疗小组的微信群里跳出来这样一句话。上海市封控期间，这位患者在瑞金医院完成了心脏移植手术。

　　3月16日，瑞金医院心外科接到通知，一位危重的心衰患者正从外地赶来。50多岁的患者，因患扩张性心肌病多年来饱受痛苦，药物治疗、心脏同步化治疗一路下来都效果不佳。

　　"一定全力以赴，争取帮他做心脏移植！"瑞金医院副院长赵强教授表示。该患者的心衰到了终末期，已经出现了心源性休克、肾功能衰竭、肺部感染，命悬一线。瑞金医院调集全院各学科的力量提供保障，每个学科负责一个器官，努力把器官功能调整到合格，为移植打好基础。上血透，上体外膜肺氧合（ECMO），一定要帮患者先稳住生命体征，才有下一步治疗的机会。

　　在抗击疫情的特殊时期，做心脏移植手术有重重困难：心脏离体后热缺血时间通常不能超过6小时，如何兼顾安全和速度？有疫情，交通受阻怎么办？万一航班被取消怎么办？上海现在救护车资源紧张，怎么保证速度？

　　患者当时的病情符合等待心脏移植的紧急状态。赵强团队在中国人体器官分配与共享计算机系统（COTRS）中为患者进行心脏移植等待登记。根据相关规定，患者在这一状态下，可以优先获得器官分配的资格。经过近半个月的等待，患者终于等到了匹配的心脏。基于疫情防控要求与急危重患者的救治原则，医院和相关部门多次协调，最终确定了获取时间——3月27日。

　　供体心脏在外地。"一定要仔细考虑每个细节，要确保万无一失。"瑞金医院心力衰竭外科主任周密再三强调。考虑航班有可能变动，医疗小组制订了火车、飞机等各种去程方案，最后提前于 3 月 26 日乘火车出发。第二天，当地回沪的航班被全部取消！瑞金医院和东方航空公司按照相关规定，进行器官转运报备与协调，保证航班运行。

上海市医疗急救中心也为这颗宝贵的心脏特地准备了一辆急救车，以最快的速度从机场赶往瑞金医院。

医院大门门口，护理督导康磊为医疗小组人员做核酸采样，之后汪昊喆、李赵龙医生以百米冲刺的速度将心脏送到了手术室。

手术室里，麻醉科已经做好充分的准备工作。患者心功能极差，处于 ECMO 辅助状态，同时合并有肝、肾、肺等多脏器功能障碍，麻醉风险极高。麻醉科主任张富军团队精细操作，以最快的速度完成患者转移、麻醉诱导及动静脉穿刺，尽最大努力减少供心的缺血缺氧时间。

赵强带领的外科团队精细操作，与麻醉团队和手术室的护理团队密切配合。3 月 27 日 17 时，心脏植入患者体内；17 时 31 分，心脏恢复跳动。

整个手术历时 4 个小时，患者已成功脱离体外循环，撤除 ECMO 辅助设备，在心外监护室康复。

"我心中充满希望。"患者的女儿为表示对捐赠者的衷心感谢，以及对瑞金医院医疗团队的致敬，她决定进行器官捐献登记，成为一名器官捐献志愿者。

从山穷水尽到柳暗花明

《健康报》 2022-08-31 作者：杨静

全身 20 多处癌转移，严重腹水，肿瘤标记物超标近 200 倍，肠道肿瘤压迫梗阻，无法进食，连喝水都困难……59 岁的吴女士卵巢癌晚期，已经失去手术机会，几乎所有诊疗方法都无法阻挡癌魔的脚步。然而，参加上海市第十人民医院妇产科肿瘤浸润淋巴细胞免疫疗法临床试验项目，让她重获希望。吴女士在免疫细胞回输后仅两天就感觉整个人"焕然一新"，之后症状显著改善，连续 5 个月肿瘤标记物 CA125 低于 18 单位/毫升（正常标准为低于 35 单位/毫升）。

和吴女士情况类似，加入上海十院妇产科这项临床试验的患者有 30 多人。其中，完成全部治疗、可评估疗效的有 16 人，16 人中有 10 人病情得到控制，60% 的应答结果令人振奋。这究竟是怎样一种疗法，让晚期妇科肿瘤患者从山穷水尽到柳暗花明？

上海十院妇产科主任程忠平表示，肿瘤浸润淋巴细胞免疫疗法是目前国际上积极探索的抗癌新武器。恶性肿瘤的治疗一直是一个难题，不仅病灶生长不受控制，极易发生转移，而且早期转移灶往往很难发现。因此，"主动进攻"的疗法如手术、化疗、放疗、靶向治疗等很难实现"除恶务尽"，一旦残留的病灶兴风作浪，预后往往不佳。程忠平表示，理论上，自然演化赋予了人类强大的免疫系统，能够时时"侦查"、随时"出击"，以消灭危害健康和生命的"外来入侵者"和"内部叛逆者"。

1986 年，免疫学泰斗罗森伯格及其团队在一位晚期黑色素瘤患者手术切下来的肿瘤组织里发现，肿瘤组织里除了大量的肿瘤细胞，还有一小部分淋巴细胞，即肿瘤浸润淋巴细胞。相比其他血液来源的免疫细胞，进入肿瘤组织内部并生存下来的淋巴细胞对肿瘤细胞的特异性识别杀伤能力更强。由此，医学科学家提出设想：将已经浸润到肿瘤内部的淋巴细胞提取出来，加以纯化、激活、扩增，以期杀灭肿瘤细胞，实现有效治疗。

从最初发现肿瘤浸润淋巴细胞到如今进入临床试验，医学科研工作者付出了艰辛的努力。上海十院妇产科医务人员前期通过院企合作进行相关研究。今年4月，肿瘤浸润淋巴细胞药物获得国家药品监督管理局的临床试验许可。这大大推动了临床研究进步。

肿瘤浸润淋巴细胞免疫疗法的第一步是手术摘取部分肿瘤病灶，提取其中的淋巴细胞，经过1个多月的培养，将淋巴细胞扩增百亿级，第二步是将这支"细胞大军"回输到患者体内。吴女士在回输当晚发烧，第二天烧退。退烧后的她说："整个人焕然一新。"

对于这一令人振奋的试验结果，程忠平说："该疗法是现有晚期肿瘤常规疗法均失败之后的一种尝试。尽管部分患者有了较好的获益，但应当看到，仍有相当比例的患者对治疗无应答。对此，我们的团队进一步深入研究，对标国际一流的肿瘤治疗中心，已经开展了基于转基因技术的2.0版临床研究。"

程忠平表示，目前该疗法尚处于临床探索性研究阶段，但成功的案例提示，该技术可能为晚期肿瘤患者带来新生希望。

三台非做不可的手术

《健康报》　2022-04-26　作者：刘燕

　　24岁的小伙子因颅内压增高导致部分脑组织被挤压移位，压迫周围神经、血管和脑干组织，情况危急；

　　35岁的快递公司员工颅内占位导致脊液循环通路受阻，产生大量脑积水，已引发颅内压过高；

　　72岁的靳老先生慢性硬膜下血肿，引起神经功能障碍，影响排尿，并导致一侧偏瘫、行走困难，此刻更是出现双侧瞳孔变大，面临脑疝风险。

　　人命关天。3台手术，每台都非做不可。4月18日，在复旦大学附属华山医院的工作群里，新冠肺炎疫情防控工作小组秘书处负责人、医务处处长王惠英，院感科主任杨帆与急诊科、神经外科专家反复就紧急程度、感染风险、转运路线进行商榷。由于3名患者都来自疫情封控区，且都是急诊紧急入院，无法完全排除风险。因此，转运、医护、消杀团队需着"大白"上阵，并由后勤保障部门实时对检查、转运及手术场所进行消杀。

　　靳老先生的情况是3位患者中比较特殊的，右臂缺失的他是位独居孤残老人，平时一日三餐由街道居委会照顾。封控期间，居委会工作人员注意到老人腿脚不便，有尿失禁现象，联系了他居住在浦东的姐妹。经家人联系，老先生被转运至急诊，最终送至华山医院。由于没有直系亲属在场，医疗团队商议，与老先生的5位家人"连线"进行沟通。神经外科教授朱巍、主治医生王潇文将手术方案详细告知：因老先生既往有冠心病史，长期服用氯吡格雷，加上手术中有出血风险，医疗团队特意首选局麻手术下放置引流管，备以全麻；在确保安全的情况下，尽可能缩短手术时间、降低手术风险。家属被医疗团队的专业和细致感动，在视频会议上一一表决，全部同意手术。

14 时 50 分，老先生被转运至门诊二楼负压手术室，医疗团队实施慢性硬膜下血肿的钻孔引流术。手术很快顺利结束，复查完 CT、转回过渡病房时，老先生的偏瘫明显缓解，语言功能明显好转。截至当晚 22 时，这 3 台几乎同时进行的关键神经外科手术均顺利结束。在病房、线上焦急等候的家属，时刻关注进展的医院各部门医护人员这才放下悬着的心，互道一声感谢和辛苦。

医疗队里的抗疫主心骨

《上海支部生活》 　作者：陆红

为充分发挥基层党组织的战斗堡垒作用和党员的先锋模范作用，瑞金医院党委在外派的救治（隔离）点的医疗队中已成立了一个临时党总支和八个临时党支部，迅速集结起两百多名中共党员。医院以"支部建在指挥部、支部建在医疗队、支部建在医患群"的模式，充分发挥党组织和党员的抗疫主心骨作用，为抗疫胜利筑牢战斗堡垒。

把支部建在疫情防控关键点

在瑞金医院的抗疫医疗队中，有一支精锐"尖刀连"。3月以来，他们枕戈待旦、夜以继日，紧紧跟随上海集中隔离点医疗救治组组长、瑞金医院党委委员、副院长陈尔真，穿梭于嘉定体育馆、崇明长兴岛、嘉荷新苑、世博展览馆……上海新国际博览中心临时集中隔离收治点，是他们现场指挥工作的第五站，也是目前上海规模最大的集中隔离点，设计床位超过 1.5 万张，有 10 支医疗队在这里阻击新冠。

这支"尖刀连"共有 17 人，其中中共党员 9 名，由陈尔真任领队，由同为抗疫老将的瑞金医院党委副书记、副院长毕宇芳任临时党支部书记。同时，陈尔真与她也是上级党委任命的整个隔离收治点临时党委的书记和副书记之一。因为这个双重身份，瑞金医疗队的这个临时党支部也承担了更多职责，不仅要加强自身队伍建设，也要兼顾整个大部队党建工作的推进。

"结束一天的工作，经常已是凌晨两三点，支部的党员们从各自忙碌的岗位上回到临时指挥舱，我们继续召开支部工作会议。因为只有加强支部建设，加强党建引领，才能更好地凝聚力量、筑牢战疫堡垒。"毕宇芳说。在瑞金临时党支部的倡议下，隔离点设立了党员先锋岗，亮党徽、做表率，不少医护党员们发出"同心向党、抗疫有我"的誓言。4月3日上午，支部还通过多番物资联系，为隔离点的170名少年儿童送儿童读物和玩具；为舱内的新冠病毒感染者派送《新民晚报》……

瑞金医院北部院区149名党员成立了4个临时党支部，确保每一个楼层、每一个区域、包括队员驻扎的宾馆，都要有党员起作用。此外，为了帮助临时党支部快速了解每一位党员的特性，更好地发挥他们的作用，他们将所有党员的原有支部设置与临时党支部进行匹配，建立"双支部书记联系网"。

3月12日，由36名医护骨干组建的瑞金医院援上海老年医学中心医疗队进驻病区开展工作，他们中有很多人都有援鄂或援公卫经历，党员人数也超过了三分之一。在医院党委指导下，他们第一时间成立临时党支部，由队长周剑平任支部书记。进驻的第一个48小时内，他们充分发挥党支部的战斗堡垒作用，高效高质地完成了2个病区、180张床位的基建工作。

把党课开在疫情防控第一线

3月30日晚，嘉荷新苑集中隔离点医疗队的党员们进行了一场云上党员大会。会上，党委书记瞿介明宣布医院党委会关于成立嘉荷新苑集中隔离救治点医疗队临时党支部的决定，并动员："一个支部就是一个堡垒。在疫情防控的紧急关头，医院在外派医疗队中及时组建临时党支部，就是希望党支部能带领好全体党员，在抗疫一线成为攻坚克难的'定海神针'。每一位党员要充分发挥好表率作用，出色完成任务。相信在临时党支部的带领下，每位党员同志一定会坚守初心、冲锋在前、勇担使命，用专业、爱心和责任帮助病患顺利度过医学观察期，让党旗在抗疫一线高高扬起，让'瑞金人'广博慈爱，追求卓越的精神不断发扬光大。"

临时党支部书记邱力萍向党员们发出了"亮身份""结对子"的倡议，要求每位党员主动亮明身份，与非党员同志结对，以进一步加强凝聚力。于是，一场"我是党员我作表率"的身份亮相行动，在瑞金医疗队员中迅速传递，正能量满满。

4月1日，在与嘉荷新苑一路相隔的瑞金医院北部院区集中隔离救治医院，一场疫情下的"政治生日"庆祝活动正简短而庄严地举行。临时党总支书记袁青代表医院党委，向已有 24 年党龄的杨晖等党员递上了由瞿介明书记亲笔签名的政治生日卡片，和代表"一辈子牢记初心"的瑞金纪念杯。杨晖激动表示："能在这个特殊时期、特殊的战场上过我的政治生日，意义非凡。我们夜以继日、连续作战，只是为了以实际行动为党旗添光增彩，为夺取疫情防控贡献我们的所有力量！"线上、线下，舱内、舱外，一张特殊的生日贺卡、一场特殊的初心分享、一次特殊的重温宣誓……16 位在 4 月入党的党员分别在各自岗位上度过了这个难忘的"政治生日"。一个党员过生日，全体党员受教育。参与其中的每一个人，也都经历了一场深刻的信仰锤炼。

把党员沉到疫情防控最前线

中国工程院院士、瑞金医院党委副书记、院长宁光多次强调：每一个支部是一座堡垒，每一个党员都是一面旗帜。的确，在关键时刻，强有力的党组织成为制胜的重要力量。在此次疫情阻击战中，瑞金的党员们纷纷下沉到疫情防控最前线，起到了良好的表率作用。

感染科医生项晓刚是驰援武汉的抗疫老兵，此次在北部院区医疗队中承担了"院感防控"的重大责任。"我的任务就是保证所有人安全进去、安全出来，绝不容忍任何差池！"起初，有队员对严苛到不近人情的"项老师"颇有微词，但很快大家就明白，这样的严苛实质上是一种责任与担当。

在嘉荷新苑，同为抗疫老兵的感染科医生辛海光，也是镇守"院感"的猛将，他把武汉经验带到隔离点筹建工作中，严谨、高效、通宵达旦地搭建院感通道，只为确保进舱的医护人员能够在下班后，尽快、安全地离开污染区。

康文岩和妻子杨钊同为北部院区医疗队中的一员，他们一个是医疗队的巡回组负责人，负责病区内病人的病情沟通；另一个则在舱外负责每天数以百计的病史书写录入工作，而他们的孩子才一岁多。同时，作为"瑞金蓝小医"志愿者驻扎北部院区的负责人杨钊和她的伙伴们还承担起服务患者、服务医疗队员的重责。

肿瘤科护士潘琦是一名入党申请人，在支援老年医学中心隔离点的第一时间她就和队友们投入到紧张的基建工作中，奋战 48 小时后，又不顾辛劳，主动要求进舱收治患者，她说"我年轻，当然应该多做一些"，以实际行动积极向党组织靠拢。

此外，还有一大批冲锋在前、在收治患者当晚就主动请缨进舱工作的医护人员，他们用坚毅勇敢和温柔善良诠释了"广博慈爱"的真谛。

正是在这些榜样的引领下，在医疗队党旗高高飘扬的浓厚氛围下，目前，在"瑞金"覆盖的治疗点里已经有近86位医疗队员递交了入党申请书。

迎接进博会 守护"四叶草"

《上海大众卫生报》 2022-09-02 作者：吉双琦

"报告医疗指挥部，这里是 2 号医疗站，现有一观众突发莫名胸痛，呼吸略有困难，经诊断存在急性心梗可能，已进行应急治疗，需送定点医院进行进一步诊断、治疗。"8 月 30 日，位于国家会展中心（上海）的 2 号医疗站，一场医疗保障应急处置演练正在进行。医疗指挥部急救调度人员接报后，立即响应并发出指令，最终经医疗站、"120"急救人员与定点医院等多方通力协作，及时完成院前先期处置及转运救治工作。

为迎接第五届中国国际进口博览会（简称"进博会"），确保医疗卫生保障工作的有效实施，医疗卫生防疫组顺利完成首场医疗保障应急处置演练。本次演练共设置两个场景，分别为心梗急救转运、外伤应急处置及转运。针对突发医疗事件，从发现、报告、响应到处置等全流程进行了实战模拟。当天，医疗站驻点医师、"120"急救人员、志愿者、定点医院及医疗指挥部急救调度等均参与演练。

当馆内救护车辆资源紧缺时，如何及时为伤患者提供优质的医疗服务？演练现场，在距离 2 号医疗站百米处，一名"参展人员"因出现外伤并向志愿者求助。"6 号救护车，现有一男性参展人员摔倒，无法站立，所处位置应在 3 号馆 16 米层的楼梯间（编号 4.2 － 7）处，请迅速前往处置。"考虑到 2 号救护车转运心梗患者已出车，现场指挥部急救调度员迅速作出反应，并发出指令，通过电台通知待命的机动岗位——6 号救护车前往进行应急处置。

"6 号车，收到！"两位急救人员立即协调救援设备前往。接诊伤员时，两人分头行动，一人为伤者检查受伤情况，另一人使用耳温枪为其测量体温。在现场对受伤部位进行真空夹板固定后，将伤者抬上担架车，汇报医疗指挥部，并接调度员指令，将伤员送至定点医院。

据悉，在医疗服务功能设置方面，本届进博会将延续往年的医疗站设置，根据进口博览会总体规划和场馆分布，结合医疗服务的特点，在会展中心内设置 5 个医疗站，主要负责为进博会相关区域参观、参展等人员提供临时、便捷的医疗服务；对危重病人、特殊病人开展院前先期处置和伤病员转送工作；开展展区内重点疾病的监测工作。

在医疗资源配置方面，为进一步强化医疗保障，根据进博会实际需求和展区分布，结合医院的地域、综合医疗服务能力和国际医疗接诊需求，本届将进一步升级优化，定点医疗机构在去年 29 家的基础上增至 35 家，包括中山医院、华山医院、同仁医院、中山医院闵行分院、中山医院青浦分院等。

进博会医疗卫生防疫组现场指挥部介绍，未来两个月内，市卫生健康委还将组织参加医疗卫生保障任务的医务人员和进口博览会相关工作人员等进行培训和演练，围绕传染病防控、病媒防制与消杀等开展相应的演练，提高医疗卫生保障和应急处置能力。同时，医疗保障组还将参与由城市保障综合协调组牵头的市级综合演练。

重症高峰将至　守护"最柔软的群体"

上海广播电视台　2022-12-29　作者：周文韵

　　上海的这波疫情当中，不少新生儿和低龄儿童也经历了新冠感染。他们的免疫系统、神经功能等器官发育尚未健全，是新冠感染之后最需要关注的群体之一。孩子阳了以后，什么情况必须要前往医疗机构就诊，以防发展成为重症？儿童专科类医院有没有做好守护这一柔软群体的准备呢？让我们跟随记者镜头，一起走进儿童医学中心的新生儿 ICU 和重症 ICU 了解一下。

　　一周以来，儿童医学中心的发热门诊单日就诊量骤增，从上周的 384 人增至本周的 974 人，抗原阳性率从 16% 增至 66%。还有一小部分阳性患儿出现了高热且持续惊厥的状态，送医室状况让人揪心！

　　"一直在抽搐，我就用那个清凉面罩，先给它加压了。掀了掀，血氧稍微上来了一点。"

　　这名一岁多的患儿，当时就是突发 40 度高热惊厥，被送来的。家长被吓得手足无措。

　　"都没力气了，在这一个钟头才降下来的，老没力气。"

　　血压一度测不出，氧饱和最低跌至 49。急诊医生紧急抢救后，孩子立刻转入重症 ICU。

　　"抗原做了吗？"

　　"做了，做了！阳性"

　　"咪唑推到人软下来为止。"

　　气管插管提升氧饱和，同时针对患儿的炎症风暴对症治疗。与此同时，医生还要防止其可能出现脑水肿情况。经过四天三夜医护人员不眠不休的救治，患儿终于度过了多个难关。

"当时脑血管阻力非常高，这个孩子，我们立马给他上了一个脑保护的措施，镇静镇痛，包括降颅压，同时也给他用了大剂量激素冲击。那么，冲击了3天之后，这个孩子奇迹般地好一些了。"专家介绍，像这位男童这样持续惊厥，随后病情快速进展为重症的情况，目前还是少数。不过儿童由于神经系统没有发育完全，体温一旦骤升就容易发生惊厥，因此，患儿新冠阳性后高热并出现惊厥的情况并不少见。家长如果发现孩子有惊厥症状，一定要第一时间送儿童急诊。"

"高热惊厥以后，小朋友的精神状况都非常差。或者有嗜睡，甚至出现神情淡漠，还有些孩子其实会有一些幻听幻觉的表现。这一类孩子都需要及时送入医院。如果牙关紧闭，口腔内有吃东西的话，尽量把口腔内的一些食物清理干净。"

此外，对于3个月以下的新生儿，因为药物代谢与大龄儿童完全不同。若确认阳性，一旦孩子发热至38度以上，家长就应该带到医院，请医生诊断后再用药。

"像泰诺，是3个月以上孩子才能服用；美林，那是6个月以上孩子才有指征的。那么，如果真的有高热的话，还是要送到医院来。医生经评估以后，根据情况，肯定要酌减剂量以后才能使用。"

从上周二起，儿中心就在新生儿科增加了12张床位，专门收治出生28天以内的阳性小宝宝。目前已经有62名阳性新生儿在这儿接受治疗。

"现在奥密克戎在我们新生儿当中，还主要以上呼吸道为主，这个宝宝是发热后引发了轻微脱水症状，被及时收治了进来。第二天宝宝脱水情况好转。不过由于鼻塞，喝奶依然很费力。护士们充当起了临时妈妈的角色，三小时一顿奶，还要时不时观察是否要吸痰。"

"空心掌给她拍一下，自下向上拍一下，然后让她舒服缓解。如果实在不缓解的话，有可能需要吸痰。"

儿中心介绍，目前发热门诊人数已经出现平台期，但急诊和重症人数正在明显爬坡。及早识别并收治重症患儿，是当前阶段医院最紧要的任务，即便遭遇医护人员的因病减员，他们也会全力以赴，守护好最脆弱的生命。

"我全力以赴守护好最脆弱的生命，我们采取了'全院一张床'的这个策略，纵向地来进行整个全院的病人的收治。把全院床位进行统筹，所有的病房全部向我们的新冠患儿开放。"儿科专家也提醒，对于 3 个月以下的新生儿，如果感染新冠，在 38 度以内，经安抚可以吃奶，没有明显消化道反应的，可以暂时居家观察。不过一旦发热超过 38 度，还是建议及时就医。目前，多家医院的儿科针对新生儿发热开辟了绿色通道，无需排队即可就诊。目前看来，大部分儿童感染之后通过对症处理，可以在数天内自愈。为了避免就医过程当中的交叉感染，医生也建议，对于仅发热、其他症状不严重的孩子，家长可以先居家护理，根据症状选择一些退热、止咳、止泻药物，但是，如果出现高烧不退、惊厥等症状的时候，还是务必第一时间送医。

重症监护室里的生命守护者

中央广播电视总台上海总站 2022-06-04 作者：王殿甲 成奕霖

在抗疫一线有许多精心救治老年患者的故事。

上海市老年医学中心2022年4月中旬调整为收治新冠肺炎患者的定点医院，收治了多位危重患者。在重症监护室内，来自多家医疗队的30余名医生、70余名护士组成的医疗团队，精心救治、悉心照料着每一位患者。

重症监护室，护士冯婷和同事们在为一位患者翻身进行俯卧位通气，这样可以有效改善患者的肺功能，利于痰液排出。病人以重症和危重症为主，都有气管插管，身上最起码有六七根管子。带着面屏和N95口罩，确保呼吸机工作完善，管道通畅，护士们的体力消耗相对于平时的工作量来说是翻了个倍的，为病人翻身是一个很大的考验。冯婷他们在当班的4小时内，至少要帮助五六个病人翻身，完成一个翻身大约需要20分钟。

重症监护室里老年人较多，其中有一些是失能失智的老人。这里有很多病人都是行动不便的孤老。在这里，医护就是他们的家人，喂饭、翻身、换尿布、擦大小便什么的护士都会去做。虽然很辛苦很累，但只要想到病人能够平平安安、健健康康地痊愈出院，甚至露出一个笑脸，那对于医护来说，都是值得的。这些辛苦对于医护人员来说并不是最大的考验，各种突发情况才是大考。

冯婷告诉我们，有一次她结束工作准备出舱，一位老人突然出现呼吸急促的情况。"86，87。""再捏再捏"。

"我们已经从50捏上去了，我们也急的。"

"因为正常人的血氧饱和度是在95%以上。所以我要不停地挤压球囊来维持这个送气压力，手指要一直维持节律的挤压状态，要密切观察患者的生命体征，精神就一直高度紧张，抢救结束后，才松了一口气，发现自己的手要握一握拳头才能松开，就是有那种嘎嗒嘎嗒的声音，有点抽筋了。"

"这种突发情况在 ICU 是非常常见的。如果不是冯婷第一时间给予抢救，那么这位老人极有可能因为一口痰而窒息。我们每个医护人员都会密切关注每一位病人的情况，一旦有异常，就会第一时间对他进行救治。"

从 4 月中旬到 5 月底，冯婷和同事们一直奋战在重症监护室。

"作为奋斗在一线的护理人员，我们始终坚信人民至上，生命至上的理念。对每一位患者都施以精湛的护理技术和心理关怀，尽全力让每一位患者恢复健康。"

儿童节，我只想抱抱我的妈

中央广播电视总台上海总站　2022-06-01　作者：杨静

"我叫蔡欣怡，奥利，我今年八岁，我妈妈是一名护士，我上一次见到妈妈是打电话的时候，就在昨天晚上。因为我有点想她，想跟她说说话，想说六一儿童节礼物，就是想要妈妈能回来，我只想要妈妈快点回来。"

"我也想快点回来，如果疫情都好了，你能出去玩了，我就能回来了，好不好？"晚上九点半，妈妈终于下班了，奥利让爸爸帮她打视频过去。已经到了睡觉时间，为了看看视频里的妈妈，她一直强打精神。

"你几月几号生日？"

"我8月10号。"

"8月12号我肯定就回来，好吗？"上海疫情封控前夕，爸爸妈妈的工作十分繁忙，奥利被放在外公外婆家。进入5月中旬，一些小区的居民可以出门了，爸爸就把奥利接了回来。

这天晚上跟妈妈视频，奥利披着头发，说着说着眼泪就忍不住了。"我困了，你的小兔子呢？"

"房间里。"

"小兔子陪着你就像妈妈陪着你一样，好吗？"

"好。"

"你或者可以拿一个妈妈平时一直用的东西，你就当妈妈陪着你。"

"我本来是住在外婆家的。后来我住回了我自己家，我家里有太多妈妈的东西了，一看到就想她了。"

奥利的妈妈张月月是上海交通大学医学院附属上海儿童医学中心的儿科ICU护士，到今天为止，她在方舱医院闭环工作整整两个月。

　　"因为我们这支医疗队集结的时间只有24小时不到，那个时候医院在闭环，小朋友就一直在我妈妈家上网课，然后那天我就到我妈那边去拿了一些东西，然后走的时候就跟他们说我要去方舱了。我们家一直都是属于那种就是会互相去成全对方决定的那一种。小朋友反正就抱着我嘛，然后跟我说，'妈妈我舍不得你，但小朋友们一定会好起来的，你快点回来，我会好好的'。很简短，因为也怕逗留得太久，然后会流眼泪。"

　　"我是很想不让她去的。但想到那些感染新型冠状的病，我们小孩子必须得要人照顾，我只能让她去。"

　　3月29号，张月月所在的59人儿科医护团队，先在上海世博展览馆方舱医院展开工作。当天晚上方舱开始收治新冠病毒无症状及轻症感染者，患者年龄范围定为4至18岁，患儿可以由至少一名家长共同进仓陪护。"就不单单是爸爸妈妈的，有的时候是外公外婆、爷爷奶奶带着小朋友过来的。他们可能之前都不会去作为一个主要的照顾小朋友的家长，那么这个时候就要做一个沟通协调，尽可能地帮他们去排除困难。"

　　张月月基本两三天跟奥利打一次视频，之前在视频里女儿一直是快快乐乐的，这是她安心工作的最大动力。有时，张月月还会发些工作照片和视频给女儿看看。

　　"她录了个视频，是给我们的。我看见她大白衣服后面都有名字的。我一直看，写了张月月的大白衣服，只有她身上的一个名字才能证明是她。妈妈工作呢，就是在儿童科里边走来走去，照顾一些小孩子，还能看她们画画吃饭什么的，而且她还可以准时带着小孩散散步什么的，还能运动，真的很了不起。"

　　在张月月眼里，奥利属于不太会表达内心真实想法的孩子，但孩子有自己的观察，心里的惦念每天都在。

　　"我特别喜欢妈妈跟我讲话，她会跟我讲讲她在方舱那里的事。就是一个她去转仓的一个事情。我非常害怕她转到离我们家更远的地方，我也不知道她转到哪里去了。但是我真的很害怕转到更远的地方。我就'种田'时都会跟他说，妈妈注意安全。"

　　4月4号，张月月和同事们从世博方舱转入新国际博览中心方舱医院，团队增加到65人，患儿收治年龄下限放宽至两岁。妈妈给奥利的视频里，小朋友会拉着大白阿姨的手走来走去，方舱隔板上贴了许多小朋友的话，这是医护人员专门为孩子们设置的方舱童话板块。

"现在整个舱 1320 张床，都是亲子舱。我们自己的医疗儿童中心和湖北的医疗队一起承接。""不定期的会给小朋友组织一些活动，给他们一个可以玩乐的一个空间嘛，因为小朋友他们在这边比较开心的话，家长们的情绪也会不那么焦虑。特别见到是跟我女儿差不多大的一些小朋友们就会想到她，就是……她也让我放心，所以我觉得我也得让她放心。"

妈妈不在家的这段时间里，奥利每天把自己安排得井井有条，期间她还给妈妈写了封信。

"妈妈，在我心里，你是个非常厉害的护士。如果你去照顾感染新冠病毒的小朋友，他们一定会很快恢复健康。我特希望大家可以早点结束隔离，这样你就能早点回来陪我了。我好想你！"

"我那时候写最后一个的时候真的很想哭，因为我在这段时间都很想妈妈。"

"觉得小朋友这样的一份心嘛，就像一个礼物吧，就是有感谢她，然后也希望她做到欣赏什么的内容。"

以前的每个六一儿童节，爸爸妈妈都会给奥利准备礼物，她最喜欢的一个礼物是有一年妈妈送给她的儿童化妆品。

"爸爸还送给我一个化妆礼盒，到现在还没拆。因为我妈妈已经送给我一套化妆的，而且是儿童化妆的。那时候正好还要去参加一个公主舞的表演，她就用她送给我的化妆礼盒给我化的妆。我非常喜欢这个化妆品，因为我看她化妆，真的很羡慕。她最近都不能化妆的，连化妆品也没带多少，她比之前还瘦了一点，她吃的饭也只有两顿的。"

"就跟爸爸要一份礼物，随便什么礼物。"

"好！但是啊，不已经给我苹果了，还给我买了一个积木。"

"哟，这么开心！积木应该没到吧。"

"还没有到，我决定给你准备一些《一课一练》作为你的六一儿童节礼物。嘿嘿嘿嘿！"

视频里，妈妈为了逗笑流着眼泪的女儿，说要送她课外练习册作为六一礼物。奥利在桌上扒了一下，抬起头来，还是没有笑出来。

"她因为儿童节是不能给我吃药的。我妈妈说，我生日的时候她肯定能回来！我很期待。我不太想要妈妈礼物，因为她在方舱本来就很忙，我不想再让她准备礼物。我最想要的礼物就是她能回来，我会送她礼物，写一个卡片。我本来想自己做一个小蛋糕，但是我不会做，只能用积木拼一个。我会跟妈妈说，妈妈你回来啦，就一直抱着你。"

六一想抱抱妈妈的愿望要落空了。此刻，那个很厉害的护士妈妈正在陪方舱医院里的小朋友，把他们照顾好之后就会回家。

"今天很吵，因为我们也要欢度六一。所以我们就学了一个很简单的舞蹈，然后进仓教小朋友跳！结束之后，我们就给小朋友发了礼物，然后也给小朋友送了祝福，我觉得也是个很好的回忆。想跟奥利说的是，这次妈妈虽然没有办法照顾你，但是你还是挺让妈妈放心的，也是对妈妈的一种体贴。虽然今年的六一节没有办法陪你过，但是我们俩在一起的每一个节日应该都是很快乐的，妈妈也没有办法给你准备什么礼物，但是妈妈真的很想抱抱你。"

优化医疗服务流程 保障患者就医需求

上海人民广播电台 2022-12-19 作者：吕春璐

　　国家优化疫情防控政策新10条出台后，疫情防控工作的重心逐渐从防控感染转到医疗救治。上海抓住窗口期，打好主动仗，在优化医疗服务流程、引导患者有序就医等方面作出了相关布署。这两天国务院联防联控机制转发了三方面、共12条上海做法，供各地在实际工作中参考使用。近来，上海各级医疗机构正依托分级诊疗制度、互联网医院等，在日常医疗服务的同时，进一步保障发热患者的就诊需求，请听报道。

　　家住松江的张阿姨前几天到社区卫生服务中心高血压和糖尿病药物，意外发现长处方的配药量增加了，老年人就可以减少出门次数，降低感染风险。

　　作为居民家门口的医疗机构，连日来，上海各社区卫生服务中心的就诊配药量都有了不同程度的上升，各社区卫生服务中心在药物配备、人员配置上都做了充足准备。方松街道社区卫生服务中心、家庭医生团队利用门诊工作间隙，还对签约居民情况进行排摸和线上视频，尤其对独居老人、体弱多病人群，还针对病情变化，做出了用药指导和调整。

　　"我看得到，你最近怎么样？下压在90以下，基本上在90以下的……
　　医生：因为他是我的老病人，是一个孤老。他有高血压，尿酸也高。"

　　面对新形势新任务，上海平稳有序落实落细各项防疫优化措施，各大医院迅速行动，优化门急诊流程，对发热门诊进一步扩通区域，增加诊室，提升接诊能力。曙光医院东院两层结构的发热门诊大楼，已经完成空间扩容，功能升级，投入使用。发热门诊凌医生介绍，扩容后的发热门诊由原先的3个诊室增至7个，并划分了阴性和阳性区域，其中二楼专为抗原异常的阳性患者提供医疗服务。

　　"上面有10间单人留观房间，3间负压留观房间，还有一间大平层。如果是 120 来的，在二楼直接抢救后留院观察。"

冬季是儿童呼吸道疾病的高发期，为让患儿得到更好的医疗救治，在新华医院儿科新大楼，儿童发热门诊的区域划分已经优化，一楼就诊区域划分为阳性诊室、阳性补液区和阳性抢救室。在二楼增设了儿童重症患者救治区域。儿童发热门诊的诊室也由原本的 3 间扩充到 5 间。对患儿家长来说，根据核酸报告或抗原结果去不同分区就诊，就诊流程更顺畅了。

"测一下，那个核酸是阴性的，然后就可以直接进来了，还是很方便的。"

为满足市民足不出户复诊配药的需求，上海各医疗机构互联网医院也开足马力。考虑到新冠病毒感染者的咨询需求，仁济医院在互联网医院线上端口特别开设了病毒性感冒专病门诊，平均每天的咨询量超过 100 人次。智慧医疗发展处处长王春鸣介绍，新增这一设置，既便于感染者线上一目了然地直接咨询，也盘活了全院所有专科医生的资源。医生在完成线下门诊工作之余，按照自己时间规划通知互联网医院提前放号，就能在某一时间段接诊自己的老病人。

"很多医生是自愿自发的，不同的科室来组织人力放在网上面。从后台监测数据来看，我们放出来的号马上就有患者来挂号，每个半天每个专家是 30 个号。需求量特别大的，就和专家商量，加一些号。"

义无反顾"逆行"
封控区为白血病患儿更换救命导管敷贴

上海教育电视台　2022-04-04　作者：吴月霞

【导语】

这两天，身处封控区，3岁的白血病患儿翌翌面临这么一件棘手事：长期就诊的医院因疫情防控暂停服务了，需要定期更换的 PICC 内置导管敷贴谁来帮他做呢？

【同期声】

"我昨天打了（电话），他们今天就派你们来了，我们真没想到，我们前两天都急死了。"

【配音】

这是家住静安某小区的白血病患儿翌翌家，来自上海市中医医院的儿科护士正在给翌翌更换 PICC 内置导管敷贴。

【同期声】

"不痛的不痛的，左右左右左左右右。不要动。"

【配音】

对于白血病患儿，直通心脏的 PICC 内置导管敷贴需要每周更换，否则极容易感染导致败血症。此前像这样的诊疗翌翌一直在儿童医院做。但因为疫情，医院门诊以及所在小区处于封控，翌翌无法按时就诊，父母情急之下联系居委会，很快一张转诊单交到了上海市中医医院儿科。

【同期声】（翌翌妈妈）

"因为 PICC 管道它是一个非常专业的护理，它是要有资质的，护士才能做，有这种资质的护士不是很多。"

【配音】

薛征是上海市中医医院儿科主任，一接到静安区疾控的转诊单，就立即评估翌翌身体状况，认为让孩子出门有一定风险，当即决定在这特殊时期和护士穿戴好二级防护，上门做护理。

【同期声】（薛征　上海市中医医院儿科主任）

"这个孩子他比较特殊，因为他是白血病的孩子，现在接受化疗，身体整个状况、免疫力比较低下，所以'疾防'就和医护人员一起上门。直接'疾控'，再转到我们这边，大概就是一两个小时。这就是我们相应的准备。我们如果出门的话，我们所有的医护人员包括随行人员全部都是一个二级防护这样的状态。"

【同期声】

"核酸报告出来了都是阴性是吧？"

"对，都是阴性。"

"小朋友最近怎么样？"

【配音】

医生表示，针对翌翌这样定期有就医需求的人群，上海在各区都建立了社区与医疗机构的对接机制，设立专人专班，就医渠道是畅通的，家长可以与封控小区所在的居村委联系。

【同期声】（翌翌妈妈）

"这个已经是解决我们后顾之忧了。我们后面几天就比较放心了。"

【同期声】（薛征　上海市中医医院儿科主任）

"我们医务人员和家长的心情其实是一样的，都是为了救治小朋友。"

（本稿在使用时，根据视频和原稿文字作了必要的改动，以适合出版）

我们大家都是"过命"的交情

上海市胸科医院　2022-04-25　作者：邓天

　　严防疫病，但抢救生命从未停歇！胸科医院急诊介入手术成功抢救气道狭窄的危重肺癌老人。

　　疫情期间，73岁的肺癌患者黄老伯因病情恶化，气道严重狭窄，面临随时窒息的危险！上海市胸科医院坚持"生命至上"，在严格做好疫情防控的同时，紧急启动急诊绿色通道，呼吸内镜中心、急诊科、麻醉科团队多科协作，快速集结，成功施行了急诊气管镜介入术，为老人取出了"堵塞物"，打通了他的生命通道！

救人要紧，绿色通道"随时"抢救

　　"患者气道几乎全堵了！随时可能窒息，必须立刻救治！"4月21日中午，胸科医院急诊科张偞医生接诊了黄老伯。虽然一个月前，黄老伯曾在外院做过治疗并装了气管支架，但肿瘤进展太快，老伯气喘、呼吸困难严重，甚至不能进食喝水、不能平卧，病情已经非常危急！张医生立刻启动医院疫情防控急救绿色通道流程，在为黄老伯紧急核酸采样的同时，第一时间呼叫呼吸内镜中心、麻醉科共同急会诊。

　　"患者病情危重，按照疫情防控预案，立刻启动急诊手术！"呼吸内镜中心孙加源主任赶到急诊后，迅速组织团队制定了治疗方案，决定施行急诊气管镜手术，为患者打通气道。麻醉科吴镜湘主任团队也同步做好了全麻手术的麻醉保障方案。争分夺秒抢救生命，刻不容缓！

多科协作，急诊手术打通生命要道

　　在急诊独立的抢救室内，按照疫情防控要求，参与抢救的医护人员都穿上了"大白"。手术开始了！麻醉科蒋琦亮医生、陆晓菲医生娴熟操作、默契配合，迅速完成深静脉导管、诱导麻醉及气管插管，全程为内镜手术保驾护航。呼吸内镜中心郑筱轩医生、陈思医生及刘帅洋技师开始为患者清理气道内的肿瘤。术中情况比胸部 CT 显示的更为棘手！患者之前放置的支架在肿瘤组织的挤压下，已发生严重位移，"横"在了隆突上方，挡住了呼吸通道！手术团队凭借过硬的呼吸内镜技术，为患者取出已经无效的支架，还"清理"了气管和右上肺的大大小小肿瘤组织，最大限度地为患者打通了气道，让他转危为安！

黄老伯的核酸报告是"阴性"。术后复查显示，老人家的氧饱和度已经恢复到正常水平，右肺功能也已恢复扩张。此次急诊手术，不但抢回了老人的生命，也为他后续的抗癌治疗奠定了良好基础。

（使用时，题目作了删节）

华山医院全面恢复医疗业务

"五一"期间 27 个科室、158 名医生坐诊

复旦大学附属华山医院　2022-04-30　作者：沈芳芳

　　"在这种疫情形势下，还能排除万难迅速安排手术，真是太感谢了！赵教授的团队不仅医术精湛，态度也和蔼可亲，让我们在医院能感受到家的温暖。"孙女士刚经历了一场神经外科的高难度手术，她的家属向医护团队表达了由衷感谢。

　　4 月 29 日，上海的疫情防控攻坚行动仍在持续，在华山医院虹桥院区，神经外科赵曜教授领衔的多学科融合团队为患者孙女士顺利实施了一例高难度的巨大侵袭性生长激素型垂体瘤切除术。

　　"一般情况下，这种类型的脑垂体瘤只要有米粒这么大小，就会引发患者容貌的显著改变（面容增宽、肢端肥大等）和体内严重的内分泌激素代谢紊乱（糖尿病、高血压、呼吸睡眠暂停、关节疼痛等），孙女士的肿瘤已经有一个圣女果那般大，是通常垂体瘤的几十倍，又长在大脑深部的正中央，周边密布大血管、视神经、脑干和下丘脑等重要的血管神经。我们采用的是经鼻腔内镜微创手术，既要全切除超巨大的肿瘤，又要防止其周边的血管神经损伤，特别是术中致命性的大出血，手术难度还是非常大的。"赵教授对这次手术非常重视，术前外科医生和手术室、麻醉科、输血科、脑血管病组、ICU、内分泌科专家等反复沟通，精心制定手术方案和围手术期治疗策略。

　　历经 4 小时精密手术，孙女士的肿瘤被成功地全切除，术前各种症状均获得显著缓解，目前情况稳定，已转入"华山·金垂体"多学科融合病房继续观察治疗。

　　疫情当前，院感防控不可松懈。孙女士的入院流程严格按照《华山医院平

诊入院患者新冠感染风险评估》《新冠期间华山医院患者管理流程》等制度进行:
15分钟左右的入院筛查全套流程, 3 - 4天的过渡病房闭环观察管理, 手术后即可回到神经外科普通病房继续治疗直至康复出院。

华山医院医务处处长王惠英说: "这套流程是经华山医院各院区、各部门反复研究, 根据奥密克戎病毒株的传播特点, 制定出的科学、严格的患者收治入院方案。经过前期严格的筛查和闭环观察管理之后, 实施手术时, 医护人员无需身穿闷热的大白防护服, 只要做好科学合理的常规防护, '轻装上阵'的同时也保证了手术质量和效率。"

4月以来, 华山医院在严格落实各项防疫举措的前提下, 坚持治病救人的初心不动摇。医院住院医疗业务持续运行, 限期手术有序开展。在麻醉科、护理部和输血科等学科的支持下, 普外科完成9台肝移植手术, 其中还包括1例亲体肝移植。

"肝移植的病人都是等不了的, 病情都十分危重, 好不容易等到的肝源必须第一时间手术。"普外科副主任王正昕教授亲自带队坚守医院, "我们在保证最精简人员配备的前提下, 尽可能让肝移植手术像急诊一样实现7×24小时正常运转。事实上, 备班的医生也并非真的休息, 由于交通封控, 他们需要亲自开车完成器官转运、患者接送等任务。"

据华山医院总院手术室科护士长李根娣介绍, 封控期间的手术室, 经常上演"生死救援", 包括脑胶质瘤手术、颅神经微血管减压术、全髋置换术等限期手术持续开展, "几乎每天都有手术, 没有停过。"

华山医院总院、虹桥院区急诊和发热门诊通道24小时畅通, 400余名工作人员全员到岗, 以院为家, 确保紧急救治不延误。脑梗、心梗、急腹症、多发伤、多器官功能衰竭……面对随时到来的突发情况, 急诊以"救治优先, 兼顾防疫"为原则, 实行急诊、发热门诊一体化管理: 医护联合预检, 对流调结果及危重症分级进行精准预检, 快速分流; 建立应急抢救室、隔离病房等, 为急危患者提供隔离期救治; 充分发挥急诊负压手术室功能, 为流调判定为高风险的患者或核酸异常的患者实施紧急手术; 同时, 通过全院统筹, 建立集中及分散过渡病房, 为急危重症患者入院提供绿色通道。

4月以来, 华山医院门诊正常运行。为满足百姓更多就医需求, 华山医院总院、虹桥院区和浦东院区"五一"之后逐步开放普通、专病、专家门诊等业务, 5月

1 日－7 日期间，将有包括神经外科、神经内科、皮肤科等 27 个科室的 158 名医生坐诊，知名教授纷纷报名出诊，党员专家主动承担普通门诊业务。

患者可以在"复旦大学附属华山医院"微信公众号查询出诊信息并在线预约挂号。华山互联网医院在线义诊咨询服务持续开展，皮肤科、神经外科、感染科、内分泌科、运动医学科等 11 个科室的医生为封控在家的居民免费提供线上图文咨询服务，4 月以来累计接受咨询 1707 条。

4 月 28 日，华山医院互联网医院增设大病医保支付结算功能，打通大病医保患者在线复诊配药流程。

此外，医院通过党支部招募 250 余位党员组建了"华医生咨询平台"志愿者群，实时在线为市民、患者、定点医院及方舱医院患者答疑解难；招募院内医疗、行政条线的党、团员及医学博士生 30 余位接力支援，建立了门诊咨询、急诊咨询、药品信息查询、互联网医院咨询等电话热线矩阵答疑解惑。

至今，热线矩阵及在线平台每天解答 1500 余千个求助及咨询。

"目前，老百姓的就医需求日趋迫切。很多慢性基础疾病的病人，限期手术的病人，无论是从他们的病情所需，还是从他们的心理预期，都希望能尽早看上专家门诊，尽快入院治疗，尽快接受手术。华山医院已开始全面部署，确保在科学防控的前提下，逐步开展高质量的复工复产。"华山医院院长毛颖教授介绍。

关舱！留下温暖和微笑

上海交通大学医学院附属瑞金医院　2022-05-02　作者：唐文佳

　　4月30日傍晚时分，位于上海嘉定区的嘉荷新苑方舱医院，随着最后13位出舱者坐上大巴，中国工程院院士、瑞金医院院长宁光在大门上贴上封条，标志着这家由上海交通大学医学院附属瑞金医院负责的嘉荷新苑方舱使命完成，成为上海首家关闭的市级方舱医院。

　　这里是上海首个非医疗机构改建的市级方舱医院，主要收治本轮疫情中的新冠肺炎无症状感染者和轻症患者。从3月24日开舱，截至4月30日，嘉荷新苑方舱共运行38天，总计收治3182人，其中，年龄最小的宝宝才37天大，年龄最大的83岁。

　　这是一座特殊的公寓式方舱。三栋23层楼高的公寓里，共设床位1900张，前后共计203名瑞金医院多学科的医护、工勤、保安和行政人员驻扎管理。医疗救治组组长刘嘉琳是瑞金医院重症医学科骨干医生，也是参加援鄂、多次驰援各地的重症救治专家；感染科医生辛海光参与过抗击埃博拉，也是援鄂老将。这家方舱运行伊始，就精心设计"三区两通道"，除了日常工作的严谨细致，对日产垃圾、污水的处理等细节也不放过。

　　这也是一座"定点医院旁的方舱"，距瑞金医院北部院区（新冠肺炎救治定点医院）仅300多米，形成了双向"打通"——在嘉定区卫健委、区医疗急救中心的配合下，如果感染者症状加重或病情突变，哪怕凌晨任一时点都可以做到快速转运。这样的协同，让方舱医院没有后顾之忧，保障生命安全，同时方舱可以承接定点医院转来的无症状感染者，盘活定点医院床位。

　　当天，简短温馨的关舱仪式上，瑞金医院副院长、嘉荷新苑临时隔离救治点医疗队负责人邱力萍回忆起38天的点滴。她说：在这里，我们并肩作战，竭尽全力为感染者提供治疗和服务；在这里，我们因地制宜率先推出亲子房、家庭房、邻里房、嘉荷小教室等特色举措；在这里，我们针对感染者提出的各种问题，精心制作了30期"嘉荷瑞金情科普助健康视频；这里还最早举办了"歌声助健康"医患线上歌唱活动，给许多患者带来了欢笑。9封表扬信，是对我们一路走来最好的褒奖。

有患者临走时向"大白"们一一鞠躬道别。刘嘉琳说，这让我们感受到最美的医患情谊。一位患者的留言令她动容："因为你们的眼睛一直是微笑的，所以我们都感觉特别亲切。虽然戴着口罩和防护面罩，但是依然能够感受到散发出的暖意，感受到美好。"

宁光说，"广博慈爱、追求卓越"不是一句口号，而是一种行动，是115年来瑞金人用自己实际行动去践行的一种信念。

据悉，5月1日后，这支医疗队中8名队员将转战上海市公共卫生临床中心，2名支援嘉定定点医院，79名队员参与到瑞金医院北部院区定点救治医院的工作中。为了人民的健康，白衣战士继续在新的防疫阵地上奋战。

九院定点医院救治能力再提升

ICU 床位扩充近 3 倍，收治百岁老人 4 位

上海交通大学医学院附属第九人民医院　2022-05-06 作者：　徐英

4月28日，104岁老人经过治疗已康复出院，5月3日，又有一名102岁患者治愈出院。

"'集中救治，危重细分'，这是我们目前针对重症患者的救治原则。"上海第九人民医院北部定点医院重症监护病区主任、九院呼吸与危重症医学科主任熊维宁介绍，"我们把重症患者集中收治进重症区，然后进一步细分为危重症和重症，将 ICU 病房明确为危重症病房，另外升级一个普通病区的设备和人员，将这个病区晋升为重症病房。危重症收进 ICU、重症收进重症病房，这样就实现了集中管理和分类管理的目标，也相当于将 ICU 原有的 16 张床位延伸扩充至 40 余张，很大程度上缓解了重症患者收治困难的局面。"

解放日报·上观新闻记者今天从上海九院定点医院了解到，自4月18日收治首批新冠患者以来，截至5月5日22时，累计收治患者1502人，其中70至89岁患者768人，90岁以上患者151人，中药使用人数1502人。目前在院患者806人，其中70岁以上435人。收治患者中，百岁老人共有4人，年龄最大的为104岁，4月28日，104岁老人经过治疗已康复出院，5月3日，又有一名102岁患者治愈出院。

硬核书写"最美芳华"

上海市第一人民医院　2022-05-12　作者：蔡诗诗　胡杨

疫情防控的每一场硬仗，她们与医生冲在一线并肩作战，与患者拧在一起同心奋力。她们逆行出征、不舍昼夜，奋战在方舱医院、定点医院、隔离救治点；她们凌晨出发、星夜归来，投身于各个社区街道核酸采样点。值此"5·12"国际护士节，让我们走进上海市第一人民医院疫情防控"哨点"岗位发热门诊与急诊，看看这支牢牢守住虹口与松江两个院区"大后方"的护理突击队如何硬核守护，书写"最美芳华"。

"老将""青兵"，守住"哨点"安全防线

在市一医院虹口与松江两个院区的发热门诊里，身着"大白"的护士们正按常规进行宣教防控、病区巡查、排班值守、打针输液、测温采样、转运消杀等工作。

"24小时连轴转。一忙起来，经常顾不上喝水、吃饭、上厕所。不允许有一丝一毫差错，更不允许出现一点一滴疏漏。""市一医院北部"（虹口院区）发热门诊护士长秦洁这样描述他们的工作状态，今天是这支"前哨"团队坚守在发热门诊里的第四十一天。24小时的日与夜，即使防护服里满是汗水，即使口罩已在脸上勒出一道道伤痕，即使双手因为频繁清洗消毒而变得粗糙不堪，他们依然坚守着这道"门"。

"在医院护理部（北）主任方芳整体协调下，很快有日间病房的护士姐妹来支援我们，让我们这支队伍壮大不少。"在发热门诊和隔离病房内，由于多是老年患者，合并有其他基础疾病，因此对护士们的要求更高。穿着密不透风"大白"的他们需要一边进行护理操作，一边进行心理疏导，尤其还得照顾隔离治

疗的病人，还要帮他们递送食物，照顾起居，提供各种生活帮助。

"我们这批老将从未想过退缩，召必应，应必战。"秦洁说。

在"市一"松江院区发热门诊，仅4月已接诊3800余位患者。南部发热门诊护士长王宁介绍，这支90后占多数的"青年护理军"同样用实际行动在疫情防控工作中诠释着自己的责任担当与大爱柔情。

"市一医院"作为上海市危重孕产妇救治中心，是上海西南地区母婴安全"守门人"。因此，除了常规持续接诊大量来自包括封控区在内各个辖区街道急危重症、发热、核酸异常患者的繁重救治工作，"市一医院南部"（松江院区）发热门诊还承担着大量核酸异常产妇的救治工作。4月19日清晨，120救护车将一位孕28+2周、胎膜早破的产妇送到了发热门诊。陌生的环境以及对腹内早产胎儿的担忧，让这位产妇异常焦虑。发热门诊护士沈琴以及前来支援的3B产科护士沈梅、徐红桃等护理队员细心发现这一情况后，除了在每天常规护理外，还为其进行"心理护理"，与产妇聊天、讲解科普知识，帮助她调整心态、建立信心。4月30日晚上，产妇产下一个女婴。由于早产，婴儿的Apgar出生评分仅有3分，不哭不闹、全身青紫。儿科医生王倩、龙智，护士王荣、胡敏及麻醉科医生立即展开联合抢救，为婴儿进行了气管插管，维持加压给氧。5分钟后，婴儿各项体征逐渐平复，Apgar评分达到8分，成功化险为夷。

"市一南部"毗邻松江大学城，来发热门诊就诊的患者中也有学生，其中有一些是外地来沪上大学的学生。由于疫情防控相关规定，往往只能独自一人前来发热门诊。4月24日凌晨，一位周边大学的学生因阑尾炎在发热门诊接受补液消炎治疗。发热门诊护士姜红梅、张茜注意到了这位独自挂着补液的青年，上前询问才得知他只身一人来沪求学，父母都在老家。为了缓解年轻大学生的焦虑，护士们多了一份留意和关心。经过一天的观察，医生评估可以进行保守治疗，暂时不用手术。这位学生这才松了一口气，因为紧张很久没有进食的他随即感到又渴又饿，护士们又赶紧为他准备了水和热饭，嘱咐他慢慢吃。

与时间赛跑，生命战场上的"提灯者"

作为本轮疫情防控的"前哨阵地"之一，急诊面对的常常也是最"急"的患者。与时间赛跑，同病魔斗争，每一天都在这里发生。无论在日常医疗"常态化"，还是"疫情防控"关键期，都有"市一"急诊护理团队冲锋一线的身影。

"24 小时'不掉线'，远超平时多倍的工作量，防控特殊期的特殊工作要求……急诊护理团队在关键时刻要做一支突击队。""市一北部"急诊科护士长李彤告诉记者，即使面对如此重压，急诊护士们依然咬紧牙关，没有退缩。

北部急诊留观输液室护士长胡美琴主动放弃休息的机会，已经带领团队在医院住满 40 多天了。同为医务工作者的丈夫作为"市一医院"支援摩洛哥医疗队的核心专家成员，最近还在当地执行医疗援助任务。因此家里的孩子暂时只能让两位老人帮忙带着。"说不着急、不担心是假的。但每一次情绪稍有低落，我就想，有这么好的团队支持我，作为护士长更应该尽力再往前一步，带领身边的护士姐妹奋力坚守，继续坚持下去！"胡美琴说。

同样"满月+"的还有北部急诊抢救室的护理团队。"让我最感动的是一天超长待机后，抢救室的妹妹们写了一封很长的信给我。她们的文字温暖而有力，让我有了继续坚持下去的动力。"自疫情初期开始，北部抢救室护士长杨炯便带领团队 24 小时不间断坚守。面对抢救室的工作重任，她穿上"大白"就是抢救室"最强女战士"。"我们的一位护士妹妹王佳慧曾经因为长时间穿着大白出现低血糖晕倒，另一个护士妹妹吴雅勤在身体不适的情况下依然穿着大白在急诊里穿梭。我们还是有信心的，要努力打赢这场硬仗。"杨炯感言。

作为松江区唯一一家三甲医院，"市一医院"的松江院区急诊同样承受着巨大的工作压力。"每天来院的救护车就有六七十辆，输液患者就有 300 多人。"南部急诊护士长陆维珏说道，"在医院护理部（南）主任常健的带领下，从疫情开始至今，我们没有一分钟停下过急救的脚步。"

4 月下旬的一个中午，市一南部急诊抢救室接到 120 预报，一批 11 人的伤者要送往我院，其中还有 1 名重伤员。接到预报后，抢救室组长立即启动成批抢救应急预案，呼叫创伤团队到抢救室待命。护士长安排专人第一时间对到院的成批伤患者完成核酸采样，紧急送检，同时同步开展救治。经过 3 个多小时的急救，伤员都得到了妥善的处置。急诊抢救室的护理团队凭着丰富经验、过硬的技术，完成了一次成功的成批伤抢救。

4 月底的一个凌晨，南部急诊又接诊了一位癫痫发作患者。抢救室护士接到电话之后，立即准备好隔离抢救室，备齐各项抢救物品和药品。患者被送入隔离抢救室之后，护士迅速配合医生在第一时间为患者实行了气管插管，保证呼吸道通畅。同时一边用药治疗，一边细心地为癫痫发作期可能会受伤的患者做好保护措施，防止患者受伤。经过抢救室医护团队的合作努力，这位严重癫痫发作的患者终于得到救治，转危为安。

一袭白衣，心有锦缎。上海市第一人民医院这支"铁娘子"护理团队白衣执甲、铿锵逆行，用硬核坚守书写最美芳华。

（使用时，修改了题目）

打通药品配送堵点
华东医院坚守窗口一线

华东医院　2022-04-24　作者：吴麒敏

4月以来，为积极回应广大市民求医问药关切，华东医院坚守窗口一线，保质保量满足群众用药需求。

门急诊部、药剂科、计算机中心协同配合，各岗位窗口联合行动，优化服务流程，开辟绿色通道，开设简易门诊，设置志愿者代配药专窗，为慢病患者提供长处方，协调互联网门诊药品配送物流。

门诊药房开设专用窗口，对接社区志愿者代配药业务。既减少对现场就医病人的等候时间，又增加了对社区的专属性服务。留守人员连轴转，加班加点处理互联网医院门诊处方，坚持做好"双核对"确保配方质量。配合门办，多方联系互联网医院对接的相关物流环节，处理好在途业务的及时配送及封控小区"交接难"问题。配合医院官方微信公众号的药品信息查询上线工作，对有效目录进行二次筛选，提高病人和志愿者出行配药的效率。

急诊药房窗口开通24小时用药咨询热线服务，为病人解疑释惑。为减少院内感染风险，急诊留观用药送货上门。临床药师紧急开通网络远程办公，为互联网门诊处方质量护航，确保病人用药安全。及时解答病患用药咨询，有效提高互联网就医体验。

闵行门诊药房开辟社区居民药品便捷配药通道，成为梅陇镇地区唯一一个坚守着的阵地。一线工作人员坚持到最后一个窗口，坚持最后一个人，确保梅陇镇多个社区居民药品供应。

关心特殊人群，对点跟踪居家治疗的腹透病人，开设24小时绿色通道，保障腹透病人的腹透液送货到家服务。重点关注日间化疗患者，市民住院药房与肿瘤科联动，提前预估对肿瘤治疗用药的品种和数量，缩短病患治疗等待时间，减少低免疫人群在院内的逗留时间和感染风险。重点关注血透病人，与血透室紧密互动，密切跟进血液滤过置换液的市场保供情况，守牢特殊人群的用药生命线。

药库提前做好前瞻性的市场调研及药品储备，统筹协调所有药房窗口提升足够的安全库存余量，确保储备库的抗压能力。

追根溯源药品缺断供信息，配套实施关联性措施，做好必要时的品种替换方案，便于临床一线治疗，把因封控造成的个别药品短缺影响降到最小。开辟本地药企绿色应急通道，对于临床治疗必备药品做到尽全力沟通、尽全力打通保供通道。定期分析评估数据，了解各药房业务量变化，做出相应调整安排。

铸牢上海战疫的"特种部队"

上海市公共卫生临床中心　2022-05-27　作者：袁涛

　　穿越繁华，从市中心来到五、六十公里外的这家医院，喧闹被隔离在院墙之外，但安静不代表放松，作为上海的新冠肺炎患者定点收治医院，它以应对传染病而生，也为之而战。这支"特种部队"于抗击"非典"之年启动长远设计，2004年建成，多年来，这里采取"平战结合"的建设模式——"平"时，不断加强医院救治能力建设与技术储备；"战"时，直面各类新发和突发公共卫生事件，为上海城市公共卫生安全保驾护航。自本轮疫情以来，公卫中心近540名医护人员组成的新冠肺炎救治医护组与全市派来入驻的医学团队并肩作战，换来一次次生命的"重新启航"。

　　他们就是——上海市公共卫生临床中心（以下简称"公卫中心"），这个刚刚荣获2022年全国五一劳动奖状的先进集体。

党员干部冲锋在一线

　　自2022年3月份以来，上海疫情形势日趋严峻复杂，新冠感染者在院人数屡创新高，上海市公共卫生临床中心作为定点收治医院，是上海抗疫的主战场、主阵地，面对艰巨繁重的临床救治工作，公卫中心党委靠前指挥，广大党员干部坚决扛起抗疫防控的政治责任，以实际行动践初心、担使命，夜以继日、持续奋战，全力以赴铸牢上海战疫堡垒。

　　为了更好地开展集中收治工作，公卫中心两院区均实行全封闭管理模式，院领导班子和相关中层干部24小时驻守岗位，对全院整体疫情防控工作进行动态调整、果断决策，及时对空间布局、工作流程、日常业务进行布局、整合、完善。尤其针对临床救治。对于收治工作，公卫中心党委始终做到科学研判、超前谋划，干部下沉、压实责任，确保最强大的救治力量充实到一线。

公卫中心党委副书记、呼吸与重症医学专科李锋在 2020 年抗疫初期曾驻守重症病区 157 天，不仅经历了两次一线医护火线入党，更见证了多名使用 ECMO 的危重症患者康复出院。抗疫初期的打磨，让李锋和他率领的重症团队得到了充分锻炼，积累了相当丰富的重症救治经验。当本轮疫情的重症患者增加时，李锋立即率领一支 110 人的公卫中心重症救治团队进驻一线，承担一个病区的重症救治任务。这支队伍具备 ECMO、CRRT、呼吸支持治疗等重症医学救治能力，绝大多数成员都是 2020 年的抗疫老兵。

面对患者收治高峰，需要临时加装病床立即投入一线，可是供应商工人数量有限，面对时间紧、任务重、人员少，党委副书记、公卫中心主任范小红第一时间号召全院党员带头、全体在院员工尽可能加入到病床安装的队伍中，从院领导、中层干部、党员到入党积极分子，大家纷纷响应，拿起工具化身为安装工人，短短 2 个小时就成功安装钢床 300 张。

攻艰克难 啃下老龄患者救治"硬骨头"

4 月 17 日，一名 107 岁的老太太和儿子、儿媳及保姆一起出院。看着一家人齐齐整整地踏上回家之路，市公卫中心医疗救治团队振奋不已。救治这名百岁老人并不容易。

本轮疫情救治的难点聚焦在高龄患者人群。由于高龄老人免疫力低、体质弱，是新冠病毒的易感人群，一旦感染新冠救治难度可想而知。虽然救治难度大，但是公卫中心依然坚持啃下这块"硬骨头"。早在 3 月，公卫中心果断抽调全院各科室精锐力量，组建重症团队充实抗疫一线救治力量。重症救治团队成员都经历过上海抗疫初期的重症、危重症救治，临床经验丰富。令专家组欣慰的是，经救治团队的积极干预，截至 5 月 1 日 0 时，市公卫中心累计收治 60 岁以上老年人 1668 例，其中，80 岁以上高龄老人 475 例，已累计出院 60 岁以上老年人 1328 例。新冠治愈患者中有 90 岁以上高龄老人，甚至还有部分百岁老人。

市公卫中心新冠病房主任医师钱志平全程参与了该名老人的救治工作，救治过程的曲折艰辛至今还历历在目。

4 月 1 日，中心收治了一位 107 岁的老太太，由于老人基础疾病比较多，生活不能自理，患阿尔茨海默症多年，对临床医生合理用药和照护带来挑战。钱志平表示，老太太基础性疾病很多，需服用高血压、抗焦虑、镇定催眠类等多种药品，这些药物或与新冠治疗有关药物发生冲突，对临床医生用药带来挑战。此外，老太太因患有阿尔兹海默症，加之超高龄，对医护人员的护理照料、营养干预、获得准确的治疗护理反馈等，都带来不小的困难。为此，钱志平带领诊疗团队参照国家第九版诊疗方案，结合上海治疗方案，对这位高龄患者给予精心治疗。经过两周治疗，老太太达到出院标准并顺利出院。

啃下最难啃的"硬骨头"，这是市公卫中心救治团队给自己定下的任务与目标。"相比两年前的武汉战'疫'，如今的救治经验、能力都有所提升。"上海市公共卫生临床中心党委书记方秉华称，"不放弃任何一条生命"是医疗救治团队不变的宗旨，为了挽救生命，重症团队可谓尽锐出战，千方百计。

抗疫路上的"三朝元老"

公卫中心护理二支部的陶永红护士长是大家的大管家。2020年疫情刚暴发，她进病房时有6个危重症病人，2022年疫情来临，陶永红再次申请进入应急病房，这次她负责整个新设病区的护理管理工作，负责的病人最多的时候有500多人，作为护士长，她要督查护理质量、降低感控风险、调配人员，在病房里就没有停下来的时候。天气渐渐热起来，在封闭空间里长时间穿着厚厚的防护服，一天下来里面的中间衣都湿透了。

陶永红1995年进入单位，经历了SARS、禽流感、H7N9等多次"大战"，但没有一次像今年这样战斗时间这么长。现在已经是她第五轮进入应急，手下几十位护士，全都跟她一样：进病房、一轮下来隔离留观，结束后进去再战。陶永红做好了打一场持久战的准备。

"三年里面，我手上没有死亡的病人。"送一批又一批的患者康复出院，对于陶永红来说，是最高兴的事。做了26年护理工作，陶永红说，收到的一封封感谢信和一捧捧出院鲜花，就是让她能坚持守好这班岗的理由。

"特殊时期 党员应冲锋在前"！已经在应急病房里过了两个春节的感控科副主任、老党员汤咏军2022年2月再一次进入应急病房，她已经数不清这是自己第几次进舱了，"十次肯定是有的，基本上每个病区、每栋楼我都轮转过，可以说公卫中心应急病房的每个角角落落我都很熟悉，比自己家还熟悉。"汤咏军1990年进入单位，经历过甲肝、SARS、甲流、H7N9等多次战疫。本轮疫情发生后，这位老兵依然冲锋在前，虽然家里多位老人身患疾病需要照顾，但是她作为感控专员再次前往抗疫一线，义无反顾地扛起了抗击疫情的重任。

每一个第一次进入应急病房的医护人员都要进行感控培训，2020年至今，汤咏军培训过的院内外医护人员、工勤人员将近 400 人。大部分第一次进入应急的医护，都是由汤咏军带着他们在病房里现场"走一遍"的。

妇产科医生邓红梅从 3 月 15 日进驻闭环开展新冠孕产妇救治工作以来，最高峰的一天，她见证了 11 位公卫宝宝的诞生。由于新冠孕产妇属于重点关注患者人群，其中不少孕产妇不仅感染了新冠病毒，还伴有肥胖症、妊娠期糖尿病等合并症，存在新冠肺炎重型、危重型高危因素。为此，邓红梅带领妇产科团队始终严密监测各项指标，一旦发现指标异常及时组织专家会诊，果断采取干预及救治措施。4 月 24 日，邓红梅作为主刀医生为一名病情逐渐加重的新冠肺炎普通型孕产妇患者实施剖宫产手术，本轮疫情第 100 位"公卫宝宝"诞生。如今，许多出院的孕产妇已经和邓红梅成为朋友，她们发给邓红梅孩子成长的视频和图片，就是她战"疫"的最大动力。

孕妈妈的安全，是头等大事！

浦西封控中的"一妇婴"西院：
防疫不松劲、医疗不缺位，服务不缩水

上海市第一妇婴保健院　2022-04-02　作者：高艳　殷茵

4月1日起，浦西地区全面展开新一轮核酸筛查，在此期间，处于封控管理中的准妈妈们，孕期安全如何得到保障？

记者获悉，位于长乐路536号的上海市第一妇婴保健院（以下简称"一妇婴"）西院紧锣密鼓地做好全方位应急准备，力争疫情防控不松劲、医疗保障不缺位、孕产妇服务不缩水。

孕妈妈的安全，永远是头等大事

"孕妈妈的安全，是头等大事！""一妇婴"西院产科主任黄一颖告诉记者，为了顺利保障来院就诊患者和家属的安全，医院通过一系列分层分类的举措落实疫情防控安全。

3月29日，急诊接诊了一位涉疫孕妈妈，其所住小区被封控，预产期超了7天。她本人想顺产，但由于孕周大，已经41周，肚子里的宝宝是巨大儿，产科医生周木兰评估后为其进行了急诊剖宫产，宝宝体重4300克，母子平安。

同一天，一位孕妇臀位分娩、胎盘植入、盆腔黏连，分娩过程中出现大出血，出血量近2000毫升！医院立即调配最强医疗力量开展抢救，并确保临床用血，产科主任黄一颖、单震丽和妇科主任严沁一起上台，新生儿科、药剂科、检验科等科室共同努力配合，终于为这位初为人母的产妇成功保住了子宫。

据"一妇婴"副院长蒋超瑛透露，早在3月28浦东地区实施封控前，就有数十名家住浦东，来自产科、新生儿科、超声科、手术麻醉科、产房、手术室、

急诊、后勤保障等团队的医护人员主动赶赴西院，留宿在院。浦西封控后，又有一批医护人员自愿在医院闭环，以确保西院医疗力量配备和院区的正常运营。

封控期间工作量不降反增

在守护母婴健康方面，目前"一妇婴"已在相对隔离区域建立独立的临时看诊点，为封闭管理或有发热症状的孕产妇诊治，还准备了具备产房、手术室功能的隔离区域，用于核酸异常孕产妇的救治或转运待接。

结合孕产妇群体的特殊性，医院还腾出病区设立产科缓冲病房，执行"两次入院"策略。对急诊新入院的孕产妇，除需持当日上海市有效核酸阴性报告外，先行收治入缓冲病房，待完成 48 小时两次核酸阴性后再转入常规病房。

值得一提的是，由于周边不少医院陆续闭环管理，这段时间，在因封控原因、最多时医务人员"减员"四成的情况下，"一妇婴"西院的工作量不降反增，建卡、产检量增长了，分娩量也增加了不少。为此，严沁主动带队支援产科。

上海这一轮实施浦东、浦西分片分批封控以来，"一妇婴"产科急救的响应速度丝毫没有降低，保障危重孕产妇安全始终是这个"上海大摇篮"责无旁贷的使命。

线上答疑温暖相护

"产检延期要不要紧？""封控中发生紧急情况怎么办？""大排畸等重要产检还能按时做吗？"西院的建卡孕妇中，来自静安区的准妈妈们占据了很大比例。

"一妇婴"与静安区妇幼保健所协同合作，由静安区妇幼保健所"好孕好育"课堂的服务团队在其所辖的多个静安准妈妈交流群中收集相关问题，汇总至"一妇婴"西院后，再由医院专业产科医生统一进行解答。

为给准妈妈们释疑解惑，"一妇婴"西院产科团队专门开展了在线直播答疑，与孕妈妈实时互动，缓解这一特殊群体的焦虑。

此外，全面开通的"一妇婴""互联网医院"，具备医生问诊、电子处方、药品配送等全流程系统功能，在疫情期间发挥了重要的平台作用，协助孕产妇等不同患者群体及时与产科、妇科、新生儿科、生殖免疫科等临床医生沟通交流、缓解焦虑、解答其最关心的看诊、检查等问题。同时，线上药品应配尽配，努力满足患者的需求。

通过微信服务号"一妇婴"客服中心的"在线咨询"板块，西院各临床科室的医生还抽出碎片化时间，积极服务线上提问的患者。

对于可能产生的紧急情况，由医院产科安全办公室专职人员和资深医生的专业团队组成的"24小时咨询专线"（18964535693）也于日前面向社会公布。

这条热线面向"一妇婴"东、西院区，医院服务专员帮助解答孕妈妈们在整个孕期所遇到的各种问题，协助其进行建卡、复诊和改约，不遗漏重要时间节点的检查（NT、大排畸等）。

疫情当前，加倍呵护白衣战士、确保医护人员安全，也是保证患者安全的重要举措。

目前，"一妇婴"西院和东院实施同质化管理，强化各岗位医务人员的防护措施，全部升级至二级防护，重点岗位实施三级防护。医院组建督查组，每日认真开展防护措施落实、环境采样监测、医疗场所消杀等专项巡查。

92 岁汤钊猷院士呼吁老人接种疫苗

复旦大学附属中山医院　2022-12-16　作者：金晓璐 解君

本报讯 "我今年 92 岁了，今天来打第三针新冠疫苗加强针。"昨天上午，中国工程院院士、复旦大学肝癌研究所名誉所长、复旦大学附属中山医院终身荣誉教授汤钊猷来到中山医院接种点，完成了新冠疫苗第三剂次接种。

按照流程，汤钊猷院士先填写了知情同意书，进行身份证信息验证，并完成基础体征监测。注射完毕后，按常规需留观半小时。"我们每个人都是自己健康的第一责任人。"他也发出呼吁，无接种禁忌、符合接种条件，特别是 80 岁以上的老年朋友要积极接种疫苗，这是保护自身和家人健康的重要手段。

近日，国务院联防联控机制综合组印发加强老年人新冠病毒疫苗接种工作方案。研究表明，新冠疫苗可极大降低重症和死亡的风险。完成新冠疫苗基础免疫后，即使感染，发展成重症的风险至少降低 80%；如果还接种加强针，风险可降低 90% 以上。

"对老年人来说，接种新冠疫苗最重要的一点是能降低重症风险，这一点是最重要的。"汤钊猷院士说，近期随着国家和地方防疫优化措施出台，应对防疫新形势，提升自己的免疫力尤其重要。他以自己为例说，在身体条件允许的情况下，他近期恢复了游泳的运动习惯。他也建议，不妨学会"躲着病毒走"，包括坚持"三件套""五还要"，规范戴口罩、勤洗手、少聚集，这都是远离病毒的重要手段。

他尤其想对老年朋友们说：加强免疫力，加上疫苗接种，等于给自己的防护上了"双保险"，可以安稳应对疫情。

（使用时，修改了题目）

肿瘤医院互联网医院新增专家团队门诊，排班时间与线下专家门诊完全一致

复旦大学附属肿瘤医院　2022-05-30　作者：王懿辉

　　近期，复旦大学附属肿瘤医院互联网医院新功能——专家团队门诊正式上线，涵盖所有临床科室副高及以上专家。当天，互联网医院专家团队门诊排班时间，与线下专家门诊、特需门诊出诊专家完全一致，让许多无法来院门诊的肿瘤患者，在互联网医院同样可以问诊到自己想看的专家。

　　家住浦东的陈女士，5月27日在复旦大学附属肿瘤医院微信公众号看到互联网医院"专家团队门诊"上线开通后，第一时间查找了周一的专家门诊排班，看到了副院长、乳腺外科主任医师吴炅的门诊时间。根据推文要求，她在5月29日约到了5月30日上午9:00吴炅教授的"互联网门诊"，并将自己的病史和近期做的乳腺B超检查报告做了上传。

　　5月30日早上9:30，吴炅教授在线下门诊的"空档"时间，仔细查阅了患者的上传资料，及时语音给予线上诊疗。

　　"陈女士，看了您的资料，基本上可以排除乳腺癌，鉴于您44岁的年龄，我建议还是再做一个钼靶。"吴炅教授和患者在线语音沟通后，在线开具了钼靶检查申请，并给陈女士预约了下周一自己的线上门诊专家号。陈女士同步在线完成了支付。

　　一位肠癌正在进行术后化疗的李先生，通过互联网医院联系到了大肠癌多学科综合诊治团队首席专家蔡三军教授查阅了检查报告，并就下阶段化疗后的综合治疗做了图文回答。

　　头颈及神经内分泌肿瘤内科主任陈洁教授的"云诊室"，与已预约的老病人做了沟通。患者陈老伯在苏州，陈教授第一时间给到患者随访指标的解读，

并就下阶段的随访检查在"云端"统一开具，患者一键付款，方便快捷。

在诊室里，患者们在门诊结束后，医生们都会友情提示："您的检查报告出来以后，不用特地跑一次，直接挂一下这个互联网医院门诊，省得再跑一次，线上线下诊疗都是'同质'的。"

肿瘤医院副院长吴炅教授表示，原来互联网医院开设的是专病门诊，主要由主治医生来接诊，但对于恶性肿瘤这种大病，治疗方案的制定、随访中发现的问题，患者都希望和主诊大夫及其团队做及时沟通处理，开设这个互联网医院专家门诊，有助于解决疫情下肿瘤患者就诊不便的问题，最大程度满足患者诊治需求。

复旦大学附属肿瘤医院门办主任董枫介绍，患者可在专家门诊、特需门诊出诊的前一天17:00，进入医院互联网医院进行预约。患者可上传近期检查报告，并描述病情进行线上问诊。专家将在门诊间歇及线下门诊结束后，及时答复互联网医院患者的问诊。

目前，复旦大学附属肿瘤医院复诊患者可在线进行咨询问诊，预约检验、超声、CT检查（患者需完成线上付费，方可完成预约，增强CT预约需24小时内核酸报告），开具互联网医院处方目录中的药物，也可预约专家线上或线下门诊。

岳阳医院"中医三宝"助力方舱抗疫

上海中医药大学附属岳阳中西医结合医院　2022-04-06　作者：沈莉

目前，岳阳医院驻新国际博览中心方舱医院医疗队已收治近 1500 名新冠轻症患者及无症状感染者。他们负责的 N1 舱里，不仅有"望、闻、问、切"，更有"一套操、一根针、一把草"，中医药特色三大法宝"套餐"颇受欢迎。

"这个中药一点不难喝"

"医生，你们的中药甜甜的。""以前一直觉得中药太苦不敢喝，这个我真的可以接受。""太感谢你们了，我觉得比以前更有力气了。"在新国际博览中心方舱医院，岳阳医院的"清疏固表方"受到了志愿者们的好评。

无论是在上海市公卫中心还是新国际博览中心方舱医院，上海市新冠肺炎防治专家组成员、岳阳医院治未病中心主任周扬始终站在救治第一线，用丝丝药香传递着浓浓的抗疫温情。

周扬介绍，"清疏固表方"源于医圣张仲景伤寒理论，包含岳阳医院数位名老中医多年临证经验，根据医院驰援武汉雷神山的临床实践，结合初春时节特点研制。该方由金银花、菊花、陈皮、黄芪等药材组成，具有清热解毒、理气固表功效，可广泛用于呼吸道传染病的中医药预防，普通人群均可服用，尤其适用于超负荷担承防疫工作的易感染人群。

"偏头痛都被治好啦"

岳阳医院是全国唯一一家以针灸、推拿等非药物疗法为主的国家中医临床研究基地，有着丰富的非药物治疗方法和手段。2020 年驰援武汉期间，岳阳医院颇具特色的针刺、功法、穴位敷贴等中医外治法，受到雷神山许多患者的欢迎。

此次岳阳医院派出了近 10 位针灸、推拿和康复专业的医生，发挥中医非药物疗法的特色和优势，助力疫情防控。

65 岁的林阿姨被反复偏头痛折磨了 10 余年，发作时要靠吃止痛片、安眠药才能入睡，苦不堪言。这次进入方舱医院后，偏头痛发作，便来求助医生。辨证后，岳阳医院针灸科李连波副主任医师决定进行针刺及耳穴治疗。从未接受过中医针灸治疗的林阿姨一开始有点害怕，但治疗后，头痛明显减轻，当晚就能安然入睡。

"上海中医太厉害，几根小针竟然治好了我的大麻烦。"林阿姨说。

医护在穿上防护服、戴上面屏或护目镜后视线有影响，手套也会让医生的手感变差，如用常规针刺法，穴位定位和进针有一定难度，而且容易误伤。鉴于此，岳阳医院特意准备了揿针带入方舱医院治疗。揿针法好似微型针灸，类似图钉型小针为皮内针范围，外敷医用胶布。比起常规针刺，揿针法操作简单安全，适用于需要持续留针的慢性疾病，以及经常发作的疼痛性疾病，留针后方便患者自我进行穴位按摩。

"练功比广场舞还扎劲"

在新国际博览中心方舱医院 N1 舱内，岳阳医院医疗队带着大家练功的场景也很壮观。百名患者自觉间隔排成长队，"大白"医生邵盛带大家一招一式练起中医传统功法，队伍中还有五六岁的娃娃。这套推拿功法易筋经为岳阳医院独创，可以强筋健骨，有效提高心肺功能。

王阿姨进舱后特别焦虑，担忧自己会病情加重，时不时觉得胸口有点闷。邵盛在做了仔细体格检查后，认为她的情况是由情志因素导致，便将她纳入"练功"队伍。两天下来，王阿姨的症状消失，心情愉悦起来，还调侃："没想到在方舱里学了一套中国功夫，比跳广场舞扎劲！"

"新冠患者无论病情轻重，或多或少会出现负面情绪，这会降低人体抗病能力。"邵盛说，功法易筋经在祛除病邪、调整脏腑的同时，将患者注意力集中在动作平衡上，起到对患者情绪的改善作用。

从新冠疫情发生以来，中医药和中西医结合成为中国方案的亮点，让世界瞩目。最新发布的《新型冠状病毒肺炎诊疗方案（试行第九版）》增加了针灸治疗内容，加强了中医非药物疗法的应用，同时强调了早期康复的重要性。

岳阳医院医疗队领队、医院党委副书记赵庆表示，所有的医疗队员都是精心挑选过的，熟谙中西医结合治疗新冠的方法和手段，将通过凝聚着岳阳智慧和岳阳特色的中药、针灸、推拿、传统功法等中医特色治疗，打出一套中西医结合抗疫的"组合拳"。

上海市儿童医院保质保量完成急诊急救

一夜完成两台封控区脑外伤患儿救治！为生命护航

上海市儿童医院   2022-03-27   作者：徐运

　　一夜之间三个脑外伤患儿送来，其中两个来自封控区，怎么办？救命要紧！在保证疫情防控要求的前提下，上海市儿童医院神经外科多名医师身穿"大白"接诊，一例紧急安排急诊手术，另两例留院治疗后情况稳定。

　　3月24日下午4点，上海市儿童医院北京西路院区收治了一例来自管控区的脑外伤后脑出血患儿。在感染科张婷主任的协调及安排下，神经外科实时完成了该患儿的远程会诊，患儿得到了及时的救治，病情很快就稳定了下来。

　　几乎与此同时，120转运来了一名来自管控区意识不清的孩子。这是个先天性脑积水患儿，在外院已经做了三次手术。几天前出现嗜睡及反复呕吐。由于原手术医院疫情管控的缘故，转运至泸定路院区。在行政总值班、医务、感控、急诊护理、检验科医护人员的协同下，医院紧急启用了急诊抢救室作为临时性的封闭救治区域。在完善必要的防控相关检查后，神经外科肖波主任及魏民医生紧急实施了分流泵穿刺脑脊液外引流操作，并给家长科普了紧急状态下分流泵按压来迅速降低患儿颅压，争取更多救治时间的操作过程。患儿情况好转后于凌晨12点30分左右出院，出院前神经外科医务人员还详细告知了后续的处理措施。

　　在迅速处理这两例管控区患儿的同时，神经外科的另外一组医生还在紧急手术抢救一个硬膜外出血的外伤患儿。无眠的一夜，这是疫情期间儿童医院克服困难，保证疫情防控的前提下救死扶伤，护佑生命的一个缩影。疫情以来，夜晚急诊急救诊室的光芒始终在黑夜中照耀。

　　普外科在科室人员封控多达8人的情况下仍然坚持每日开展急诊手术，3

月份接诊急诊病人 339 人，这两天每天都有八九台急诊手术，几乎是彻夜未休。也有来自北蔡等管控区域的患儿，医务人员在保证防控要求的同时，坚决救死扶伤，保证人民群众的生命安全。

"近期仅阑尾炎手术每天都要做 4 例，最多的一天要做 8 例。"普外科常务副主任徐伟珏说，此外急诊还收治了不少重病人，一位十几岁的患儿消化道异物造成肠穿孔，普外团队紧急为其做了肠修补和造瘘手术，最终保住了性命。昨日又有一名急诊患儿在家玩打火机造成手、肚子、大腿等多处皮肤烧伤，经过紧急处理目前也情况稳定。

骨科门诊急诊也持续开诊，最近急诊病人，特别是需要住院治疗的骨科急诊病人明显增多，"我们的急诊手术量是平日的两到三倍。昨晚我们 5 个医生从晚上 7 点开始做手术一直到今天早 7 点，中间只休息了 2 个小时。"接诊的患儿也有从封控区来的骨折病人，有些已经辗转了 4 家医院。"多为在小区玩的时候摔伤。"对此，骨科医务人员在做好疫情防控的同时也竭尽所能开足马力日夜不停地开展急诊服务。

在儿童医院的统一部署指挥下，各科室已做好疫情期间各类预案，保障疫情防控的同时，也保证各项医疗工作的及时、有序、顺利进行，为人民安全保驾护航。

让"逆行"无忧

防疫医务人员心理关爱研讨会为"白衣天使"心理助力

上海市精神卫生中心　2022-05-28　作者：乔颖

本轮疫情以来，广大医务人员冲锋陷阵，勇敢逆行，而作为普通人，他们也需要关心关爱。今天（5月28日），由上海申康医院发展中心、上海市医院协会主办，上海市医院协会精神卫生中心管理专业委员会和上海市精神卫生中心（上海交通大学医学院附属精神卫生中心）共同承办的疫情防控下医务人员心理关爱研讨会上，"员工关爱"成为热词。

上海申康医院发展中心党委书记、主任王兴鹏在高度点赞医务人员夜以继日、连续奋战时还谈到关心关爱医务人员心理健康以及以医院为主体的员工职业心理关爱同等重要。他说，不仅医务人员需要关注自身的心理健康，全社会都需要关心和关爱他们，为提升医务人员的职业归属感和满意度提供有力保障。

上海市医院协会精神卫生中心管理专业委员会名誉主委、上海市精神卫生中心院长赵敏表示，当前要密切关注医护人员的家庭和工作困难，关注员工心理健康状况，通过员工关爱计划，积极采用多途径、多渠道为医务人员提供及时、有效的心理健康支持和"早筛查、早识别、早干预"的心理干预机制。

主旨演讲环节，复旦大学附属中山医院党委副书记李耘作了《新冠疫情下以党建为引领，加强员工关爱工作》报告，上海交通大学医学院附属瑞金医院党委副书记俞郁萍分享了《新冠疫情期间多措并举做好医务人员关爱工作》的经验。与会专家介绍了党建引领，以人为本，多维度保障员工身心健康的具体做法、典型案例，强调多措并举，确保员工逆行无忧。

上海市精神卫生中心主任医师陈俊分享了《疫情期间不同人群心理问题识别及应对》，上海市精神卫生中心副院长王振讲解了《疫情下的压力管理》。

专家表示，面对应激事件，应对并不是一件容易的事，疫情下的情绪和身体是联动的，人们可能会出现情绪问题、睡眠障碍、躯体化症状等表现。当下，医务人员承受着身体和心理的巨大压力，更容易感到焦虑、无助。所以每个人都要了解和会识别可能出现的心理问题、压力的表现和信号，并开展积极的心理管理。

医务人员是人民健康的守护者，也是全民健康促进的排头兵和践行者。精神卫生管理专业委员会主任委员邵阳认为，医务人员的职业心理健康促进，关系到全民心理健康体系的建设。在疫情新形势下，未来还有很多不确定的因素，员工关爱尤其是心理关爱为医疗卫生队伍的茁壮成长和未来发展起到重要作用。

研讨会讨论环节中，上海市医院协会副会长徐一峰先生邀请上海市教卫工作党委一级巡视员郑锦、上海市第一人民医院党委书记秦净和上海交通大学医学院附属仁济医院党委书记郑军华就"疫情下如何关爱医务人员"为主题展开探讨。专家认为，关爱医务人员的工作是医院高质量发展的重要组成，与医院文化建设息息相关，对医院管理者来说，需要好好思考如何舒缓员工心理压力，既要统一医务人员的思想，心往一处想，劲往一处使，又要务必把关爱服务做到位，把鼓励、信任与管理相结合，让医务人员真实地体会到"关心、关爱和呵护"。

上海申康医院发展中心党委副书记方秉华表示，论坛在大上海保卫战的关键时期举办，具有重要意义。论坛既是对既往工作的回顾，也为未来做好医务人员心理关爱，应对突发事件提供了很好的借鉴。经过疫情洗礼，本市医疗队伍的核心作用将更大发挥，医务人员的心理将得到成长。拥有了强大的心理状态，医疗卫生系统的工作者才能产生更为巨大的力量，也才能呵护好城市的每位市民。

研讨会透露，下周一开始，上海申康医院发展中心将主办"美丽人生从心开始"的系列项目课程培训，邀请上海市精神卫生中心专家领衔主讲，内容涵盖心理学的科普知识、心理危机的自助、他助途径等，将结合放松、正念等心理治疗的沉浸式体验，引导医务人员关注心理健康，学会自我心理调适技巧，提升心理健康素养。

防控"安全线"，母婴"生命线"
——复旦大学附属妇产科医院全力构筑母婴安全屏障

复旦大学附属妇产科医院　2022-03-31　作者：王珏 李敏 沈艳

当下，为了打好疫情防控保卫战，上海逐轮开展核酸检测。但对于广大孕产妇来说，却面临着全所未有的不安：居住小区实施封控，产检怎么办？建卡医院正协助排查，临产了怎么办？如果是隔离的孕产妇，遇到紧急情况怎么办？核酸报告未在有效期内，病情却十分紧急，怎么办？疫情防控日益严峻，但，母婴安全不容有失。

作为历史最悠久的妇产科专科医院，复旦大学附属妇产科医院如何突破疫情的重围，全力构筑双轨并行的"防控安全线"和"母婴生命线"？

优化急诊闭环转运流程，抢救生命刻不容缓

"B超报告出来了：腹腔内出血。预估 1000 毫升。来不及等核酸报告了，立即手术，否则一旦失血性休克，随时有生命危险。"

3 月 29 日凌晨，复旦大学附属妇产科医院杨浦院区急诊医生何小萍接诊了一位突发腹痛患者。小安（化名）是一名 22 岁白领，不久前，她曾在家附近就诊行 HCG 血检查，明确已经怀孕。3 月 28 日这天她像往常一样居家办公，但腹痛却越来越明显，同时伴有阴道出血，直到凌晨，腹痛难忍的小安在家人陪伴下来到复旦大学附属妇产科医院杨浦院区急诊就诊。何医生凭经验认为小安宫外孕可能性极大，需立即手术。

但小安没有近期有效的核酸报告，怎么办？生命安全第一！医院立即启动预案，将小安安置在隔离诊室，完成了包括 B 超在内的一系列急诊检查。果不出所料，小安腹腔内出血严重，预估有 1000 毫升。与此同时，负压手术室进入

准备状态，麻醉科、输血科严阵以待。急诊人员按照闭环转运流程，将小安由负压转运舱转运至隔离病房。

可接下来的情况，却让所有的人都没想到。术前检查显示，小安血型是 RH 阴性血，也就是常说的"熊猫"血型。疫情之下，血库告急，血源紧缺。而此时，病床上的小安腹痛剧烈，阳性体征一一显现，提示腹腔内出血量在进一步增加。手术室的氛围一下子凝重起来。紧急时刻，麻醉科决定采用自体血回输技术来解决这一难题。

这台与时间赛跑的急诊腹腔镜手术在器械的蜂鸣声中井然有序进行，腔镜下，输卵管妊娠导致的破裂出血有近 1000 毫升，但自体血 300 毫升慢慢回输患者体内，保证了手术的顺利进行。主刀沈浩然医生从容不迫地完成手术，患者各项生命体征恢复平稳。

疫情防控的非常时期，多部门的协作、合理的诊疗流程、有序的配合与协作，保证了医疗和感控的双重安全，让病人转危为安。

这就是红房子的速度！

备用转正式，无缝衔接，让"生命通道"畅通无阻。

3 月 28 日晚，杨浦院区落实相关人员及环境筛查措施，部分区域暂时闭环管理。场所闭环，但分娩不能暂停，产科安全无小事！

"全力保障孕产妇安全！"医院立即启动预案，紧急调整医疗资源，将杨浦门诊手术室调整为备用产房，为急诊孕产妇开通绿色通道。

与备用场所同样重要的是医护人员！

"生命至上，疫情就是命令！"没有一个人含糊，刚下早班的助产士，才出夜休的产科医生，坚持连班的新生儿科医生，刚解封社区的麻醉医护，大家闻令而动，从城市的四面八方直接奔赴医院。

场所有了，人员齐了，设施设备不是问题。门诊手术室护士长全培青在各个职能部门的协调下，完成了产科、新生儿科器械及急救设备的投入使用，信息科须成杰积极帮忙解决信息系统问题，在不到 1 小时的时间内，一个具有 2 间产科手术室、1 间待产室、1 间分娩室的产房快速准备就绪。

几乎是同一时间，急诊来电："孕 37 周，双胎合并子痫前期，尿蛋白升高，需紧急剖宫产！"训练有素的红房子医护团队，无缝衔接，有序配合，在疫情防护的当口，完美实现"平疫结合"的快速切换，做到守土有责，守门有方。

漫漫长夜，临时产房灯火通明，"呱呱"坠地的两个新生命和转危为安的新妈妈，见证着红房子人的智慧守护。让"生命通道"畅通无阻，红房子义无反顾！

"急诊不停摆"，是对百姓生命保障的承诺。疫情袭来，急诊量成倍地增长，风险无处不在！但难不倒红房子人。急诊诊疗区如需临时闭环怎么办？病人来院急诊不能提供有效核酸报告，但病情亟需立即手术怎么办？医院把可能出现的每一种风险一一罗列，并招招化解。合理启用急诊诊疗区域旁边的一个闲置区域，搭建"临时急诊点"，拷贝不走样配备相关设施设备，复制"急诊"工作流程，保证急诊临时闭环时，可以立即调动、转换医疗资源至备用急诊点，实现人员、场所、流程、设施的全面的"大挪移"，更保证快速消杀后能再次回切原场所，做到灵活转换，一键启动……

21病房和27病房是医院妇科、产科的样板"隔离病房"。当疫情突起，这两个部队化病房只需在本楼层加装"一面板墙"，即可快速达到符合"三区两通道"的新冠病房要求。一旦疫情出现，关闭这道门，普通病房就能快速切换成新冠病房，病区立马进入隔离状态。没有重大疫情时，病房恢复常态运作。"一面板墙"全面解决"疫时床位供不应求、平时资源无辜浪费"的尴尬局面，通过这面"板墙"，巧妙转化了"平疫双赢"的理想模式，实现了公共卫生服务与医疗服务的高效协同、无缝衔接。

灵活转换，无缝衔接的背后，是常态化、模块化的应急演练，是充足的后备物资保障、是不断优化的院感防控流程。最难能可贵的是，医院与新冠疫情同步更新的《新冠防疫知识手册》，通俗易懂的百问百答，上至专家教授，下至工勤保安，人人知晓，人人考核，人人都是感控实践者……这些都为24小时绿码"生命通道"提供了充分保障。

这就是红房子的高度！

微信联系、短信通知……呵护"最柔软"人群。

"医生，我预约了4月3日做大排畸，可是浦西封控了，我怎么办啊？"电话那头，孕妇小宋的声音已带哭腔。"你别急，我现在就帮你改约。"电话这头，工作人员耐心地告知小宋可以在相应的孕周内为其调整检查时间，听到这话，小宋焦虑的心立时安定下来。

孕期产检是每个孕妇的刚需，其中出生缺陷的筛查与诊断是重要项目。4月1日-5日，浦西将开展新一轮核酸筛查。预约在此期间进行大排畸、ＮＴ检查的孕妇怎么办？为此，医院超声科把问题解决在了前头，她们将孕妇名单进行了细致梳理，随后联系信息科通过信息系统点对点短信将相关调整信息通知到每一位孕妇，并提醒其确保有 48 小时内核酸报告，让待检孕妈们不安的心情得到了缓解。

目前，医院共有建卡孕妇人数 6000 余人。医院产儿部主任顾蔚蓉告诉我们："产科的专病组微信群已经成立两年，孕妇在群里第一时间可以找到自己的主诊医生进行沟通咨询，这是两年来的一项常态化工作。"疫情期间，专病组微信群起到了关键作用。据了解，医院产科共有六大专病组，每个专病组的微信群中都有专病组主任、副主任、临床骨干医师，还有护士长和责任护士在线。

那么孕妇可以在群里获得哪些便利呢？据了解，群内医护人员除了确保 24 小时及时回复患者问题外，还定期将咨询问答进行分类，并通过智能机器人将问题挂在医院官方服务号的自助服务系统中，方便孕产妇回顾学习和查找。在疫情期间，为了便于孕产妇及时了解疫情相关管理政策，帮助大家提前安排产检和住院事宜，医护团队还会定时更新推送科普文章和实时资讯。

这就是红房子的温度！

"逆行者"的坚守　保障母婴安全"不停摆"。

3 月 27 日晚，以黄浦江为界的区域封控消息公布后不多久，医院就迎来了不少带着行李箱的红房子人，他们从这座城市的四面八方逆行而来，自愿留在医院，担起守护病患的职责。

妇科病房护士小顾已经坚守在岗位 10 天了，从妇科病房到支援产科病房再进入隔离病房，小顾和她的"战友们"不仅做好医学护理，同时还帮助产妇们擦身、扛水，做好生活护理，当被问及为何微信头像是一个奥特曼时，她笑着说，"这是我儿子的偶像，出门前他问我，是不是也像奥特曼一样去打怪兽了？我回答他说，妈妈打败怪兽就回来。现在，我成了儿子的偶像了。"她们的不辞辛苦，换来了病房产妇们的交口称赞。

事实上，他们已不是医院的第一批"滞留者"。早在此次疫情之初，医院内就已经出现了无数自愿留院人员。排查病区里挥汗如雨的大白、一轮接一轮的消杀、勤勤恳恳的后勤工人、身躯伟岸的保安、起早贪黑的食堂工作人员……

"除了病假员工之外，食堂员工全部住在医院，尽管中间因疫情导致黄浦院区食堂暂停，但杨浦食堂及时顶上，撑起了两院区的三餐供给。"食堂经理付文夺说，"住宿条件艰苦，但是我没有听到过一句抱怨，我们只知道要认认真真做好本职工作，大是大非面前没有退路，我们一定会坚持下去。"正是他们的坚守，才保障了两院区所有病患和医务员工的餐饮，让大家免去了后顾之忧。

为了确保医院的正常运行，医院实施"全气泡式管理"模式，将两个院区内的不同区域根据功能划分进行切割，根据各区域人员情况组建团队，团队内包含医护、工勤等一系列可完成该区域工作的全体人员闭环管理，并以团队为单位进行轮换。从最初的两天一轮到动态化调整到 7 天一轮，气泡式管理保证了有效的医疗力量，确保了疫情期间工作的稳步进行。

仁济医院南部院区党员"亮身份、见行动"，奋战在抗疫一线

上海交通大学医学院附属仁济医院　2022-04-20　作者：黄兴

百余名党员亮身份、见行动

近日，仁济医院南部院区（定点医院）临时党总支正式成立，临时党总支书记、仁济医院党委副书记闵建颖向定点医院全体党员发出党员"亮身份、见行动"倡议，百余名党员纷纷响应。

进入病房工作的党员，身穿防护服后，统一在背后写上"我是党员某某某"；在外围的管理、后勤人员佩戴党徽在岗工作。整支队伍以毫不退缩的战斗姿态，冲锋在抗疫的第一线。

困难面前医生党员"疫"不容辞

"转为定点医院首日，我们收治了50名新冠阳性患者，其中有基础疾病的重症患者15位，多为脑梗、心血管疾病、肾脏疾病等。"仁济医院南部院区2楼病区负责人陈怡主任医师介绍，"有的医生本来值夜班，刚从舱内出来休息了2小时，又穿上防护服进舱工作；有的医生从3月份到现在，以医院为家，住在医院，守在病房；不少年轻党员完成上轮任务后积极请战，主动提出再上前线的请求。"

作为定点医院临时党总支仁济医生党支部书记，陈怡对党支部内拥有这样一批勇于担当的医生党员感到自豪。目前，该病区累计收治病人超80名，其中四分之一的患者为急危重症患者，截至今日（4月20日）下午5时，2楼病区内已有30名患者出院。

"在这次疫情中，急诊科室承受了巨大的压力。支部里的医生党员们有担

当、敢作为、不畏难，展现出了共产党员应有的品质和精神。同样，我也相信，大家也能在这次重大突发事件中，获得锻炼成长。"

正如陈怡所说的，"病人在哪里，医生就在哪里，党员就在哪里！"

像母亲一样守护每个患儿

小小的身躯却蕴藏着大大的能量，是同事们对张莹的评价。复旦大学附属儿科医院感染科护士、党员张莹，曾多次出征上海市公共卫生临床中心，照顾新冠患儿，如今她又来到仁济医院南部院区定点医院儿科病区支援。

4月17日，定点医院儿科病区迎来了10岁女童春春。女孩瘦小的身影，一下子触碰到了张莹心中最柔软的部分。"你很难想象，一个10岁的孩子，体重只有18公斤，还伴有基础性疾病。"张莹回忆道，"因为特殊原因，孩子来院时无人陪护。整个人也显得很紧张，我们问她叫什么，几岁了。她始终不说话。"

张莹自告奋勇，当起了春春的"临时妈妈"。喂饭、擦拭身体、换衣服、护理治疗……"张妈妈"用自己的行动一步步打开春春紧闭的心扉。

"多陪伴他们，才能消减孩子对陌生环境的警惕心、焦虑感。"张莹用好从儿科医院送来的小桌子、绘本、简易玩具，增加与春春的互动交流。

"这是什么小动物？"见春春仍然不做声，张莹指着图案告诉她，"这是小鸟。"这样"无声"的交流持续了多日，终于换来了春春的回应。

"肚子饿不饿？""我饿！""再说一遍。""我饿。""要吃吗？""要吃！"

张莹用"惊喜"来形容听到春春说话后的心情。在她心中，病区里的患儿宛如自己的孩子。

有同事曾问她："你那么瘦小怎么有使不完的劲？"她笑着说："我是一名护士，也是党员。我是党员我先上！"

"00后"党员走上战"疫"一线

"今天感觉如何？除了咳嗽、头昏外，还有其他不舒服的地方吗？"在7楼病房内，陆旭芊正在询问患者当天的身体状况。4月7日，仁济医院南部院区转为定点医院，这名刚走上工作岗位的"00后"党员马上响应医院征召，来到疫情救治第一线。

"2020年，武汉疫情爆发，我年纪尚小，没能冲在一线；2022年，上海疫情反弹，我要为家乡而战！"刚踏上工作岗位那一刻，陆旭芊就向父母表明了自己支援抗疫前线的决心。

"我不断给父母打'预防针'，告诉他们，作为一名护士，以后遇到同样的任务，我会第一时间报名参加。"对于女儿的坚定与执着，陆旭芊父母表示支持，"父母也很认同我的想法。困难面前，党员要先上！当然他们也叮嘱我一定要保护好自己。"

一个多月前，仁济医院紧急征集队伍前往上海市老年医学中心支援。因为名额有限，陆旭芊被安排在后备队伍中待命。3月底，上海疫情爆发，医院再次发出征召，陆旭芊向党组织递交了"请战书"，这次她成为世博方舱医院仁济医疗队队员，这支队伍也是上海首支方舱医疗队。

4月7日，陆旭芊从方舱转战仁济医院南部院区定点医院支援。当晚8时，他们收治了首位危重症患者，老人突发脑梗，送入病房时已经意识模糊。医护人员紧急抢救后，老人病情方才稳定下来。陆旭芊一组人工作到次日凌晨2点，那天晚上他们收治了十余位病人。

从方舱医院到定点医院，初生牛犊不怕虎的陆旭芊也觉得身上的担子不轻，"困难面前不言败，胜利面前不轻敌。我为自己能在抗疫一线感到自豪。"

（使用时，重拟了题目）

上海医护全力救治阳性感染者

108 岁高龄老人、满月新生儿出院

浦东医院　2022-05-14　作者：盛科美

108 岁的叶鸣老先生核酸检测结果转阴，符合相关标准，14 日从复旦大学附属浦东医院（下称：浦东医院）新冠定点医院出院。

生于 1914 年 12 月 29 日的叶鸣，20 世纪 30 年代加入中国共产党。抗日战争时期，他曾利用自己在上海市立第三医院手术室做麻醉师的身份，为抗日游击队筹措医疗器械、药品等。抗美援朝时，叶鸣参加医疗队奔赴前线。

4 月 12 日，老人被确诊感染新冠病毒，被转运到浦东医院 15A 病区救治。专家蒋庆渊在查房中发现老人不仅有发热、咳嗽、咳痰、气促等症状，还有脑梗、冠心病等既往病史，长期卧床，身体状况比较差。

在浦东医院疫情防控指挥部协调下，针对百岁老人复杂的身体状况，医院专门组建了"老宝贝"守护团，成员包括：心内科、老年医学科、呼吸科、中医科等的专家和高年资护士。医护们坚持"一人一方案"，重点关注叶老先生的病情发展。4 月 27 日晚，叶老先生的病情突变：出现呼吸急促、意识变差，指脉氧最低下降至 79%。经检查，叶老先生突发心力衰竭，被转入 ICU 进行重症管理治疗。

经讨论，复旦大学附属中山医院专家钟鸣等一致认为，应该给予患者经鼻高流量湿化氧疗的措施。医护团队第一时间启动俯卧位通气体位引流，给予老人高流量吸氧、高侧卧位通气、抗感染、抗病毒，营养支持等对症治疗。老人的各项身体指标一天天好转。

5 月 13 日，医院 ICU 为叶老先生进行了核酸采样，结果"阴性"。采样时

间超过 24 小时、连续两次检测结果为阴性，叶老先生达到第九版新冠肺炎诊疗方案确定的出院标准，确定治愈出院。医护们都为老先生高兴。

在上海的定点医院，医护们在全力以赴救治高龄重症、危重症患者的同时，也竭尽全力救治着特殊的小阳性感染者。记者同日了解到，在上海交通大学医学院附属上海儿童医学中心（下称：上海儿童医学中心）隔离病区，出生才满 30 天的婴儿核酸结果转阴，出院。

采访中，记者了解到，4 月 23 日，上海儿童医学中心隔离第七病区迎来了一个出生仅 14 天的新生儿宝宝和剖腹产术后还在恢复期的新手妈妈。一边，自己的剖宫产伤口还未完全恢复，另一边面临着不知如何照护宝宝的尴尬，这位新手妈妈一度陷入了沮丧。医院方面告诉记者，隔离第七病区为这一对特殊患者制定了个性化的照护方案，除了病情观察与治疗，还关注包括母亲伤口恢复、母乳喂养、心理安抚等。与此同时，医护人员还耐心地教授妈妈如何对新生儿进行照顾。2 周多的住院隔离后，小宝宝 2 次核酸阴性，达到了出院标准。由于受疫情管控影响，父亲无法来院接回宝宝，上海儿童医学中心护士专程将宝宝护送回家；母亲也安心地转至方舱继续接受隔离治疗。

上海制定中医药防治儿童新冠方案

上海市中医医院　2022-04-22　作者：张婷婷

　　"小孩手心向上，在无名指上像这样从指根向指尖推，频率是一分钟300次，这叫做清肺经，能治疗小孩的咳嗽"，在仁济医院南部院区（定点医院）的儿科病房，上海市中医医院儿科医生刘亚尊正在教患儿家长进行中医推拿操作。

　　"一老一小"是本次疫情防控中需要精心照护的重点人群，为发挥中医药优势，有效减少轻型、普通型病例转为重症的情况，抓好预防康复"一头一尾"，近日，按照国家卫生健康委《新型冠状病毒肺炎诊疗方案（试行第九版）》和《上海市新冠病毒感染中医药诊疗专家共识（2022春季版）》，由上海市中医药管理局指导、上海市中医医院牵头，上海中医儿科界专家团队经过反复研究讨论，形成《上海市儿童新型冠状病毒变异株感染中医药防治专家共识》，并在此基础上制定应用实施方案。

　　上海新冠儿童患者的防治方案结合了诸多优秀的传统中医学术思想，集海派中医儿科经验，徐氏儿科、董氏儿科、张氏内科等流派携手，根据此次新冠疫情的特点及儿童体质的特殊性，初步拟定出儿童系列抗疫方；经过市级中医医疗机构儿科发热门诊临床应用和验证，并经过国家中医药管理局医政司联合上海市中医药管理局召开的上海新冠疫情中医药防治策略专家研讨会论证后，正式形成。

　　方案对儿童新型冠状病毒变异株感染的预防和治疗提出"一方一汤一茶"，其中"扶正和解方"疏风和解，扶正祛邪，用于治疗无症状儿童感染者；"宣肺解毒汤"宣肺化痰，清热解毒，用于治疗轻型儿童患者；"养正辟秽茶"健脾化湿，养正辟秽，用于儿童密切接触者预防。同时提出针对儿童患者的中医非药物疗法，包括中药香囊、耳穴疗法、推拿疗法等，共有 6 期教学视频发布在医院官方网站上。各定点医院、方舱的医护人员和市民朋友只需扫描二维码即可进入页面学习使用。

（本文使用时删改了题目）

核酸采样导致下巴脱臼？

专家远程指导复位，同时提醒：检测时避免快速大张口

上海市口腔医院　2022-03-07　作者：金恒

　　"我们这有一位女生在核酸采样时下巴脱臼，校医复位未成功，请求帮助。"

　　3月15日上午，上海市口腔医院医务部门接到了某大学打来的一通求助电话，在口腔颌面外科专家10多分钟的远程视频连线指导下，校医为其成功复位，帮助女生终于重新露出微笑。

　　按照疫情防控要求，学生暂时不能外出就医，但脱臼复位又刻不容缓。得到大学求助信息后，医院高度重视，立刻启动救助预案，安排口腔颌面外科副主任医师盛璐医生远程视频指导。双方视频连线后，只见该女生嘴巴张得很大，下巴前伸，是典型的"掉下巴"症状。

　　"看下正面。""好！""两边脱位还是一侧脱位？""左侧。"校医与盛璐医生密切配合，很快明确了诊断。"女生是核酸采样时下巴脱臼，属于临床上最常见的急性脱位。"盛璐医生介绍说，校医完全可以在远程指导下为其复位。

　　双方心里都有了底，在视频连线的同时，盛璐医生一步步指导着校医进行手法复位，短短数分钟即告成功，大家长舒一口气，女生微微露出了开心而尴尬的微笑。复位之后，校医进行了固位包扎，盛璐医生关照女生限制开口一周，避免大张口动作，开口不宜超过1.5厘米，防止以后形成复发性脱位。

　　盛璐医生介绍说，颞下颌关节急性脱位后，应及时复位，否则在脱位周围逐渐形成纤维组织增生后，则难以复位。

经询问病史，该女生有过一次下巴脱臼史，口腔医生提醒广大市民：颞下颌关节脱位容易复发，做核酸检测时要避免快速大张口，如发生下巴脱臼，应及时到专业的医疗机构治疗。如果以前从未发生过"掉下巴"，则不用担心会在采集口咽拭子时发病，发生几率很低。之前若有类似病史，可以考虑采用鼻拭子进行采样。

（使用时，作了删节）

这家医院开足马力满足市民眼疾就医需求

上海市眼病防治中心　2022-04-22　作者：梅莉莉

东方网通讯员梅莉莉 4 月 22 日报道：面对复杂严峻的疫情形势，上海市眼病防治中心（上海市眼科医院）全力开放门诊，确保各项治疗、手术不间断，24 小时咨询电话畅通，努力满足百姓疫情下的就医需求。

"绣花绝技"解患者眼疾之苦

近日，医院在普通门诊基础上，全面开放专家门诊。虹桥院区的眼科主任医师童晓维在专家门诊开诊第一天，已分别为患有黄斑变性、视网膜静脉阻塞、黄斑水肿眼疾患者在第一时间安排了玻璃体腔药物注射治疗，解决患者"眼疾之苦"。

"眼睛球内注射治疗是现代眼科常用的一种将药物直接送入眼内的'打针'技术。虽然只有短短几秒钟手术，但对手术人员、环境等要求高，犹如绣花功，马虎不得！特别是疫情下，我们要考虑得细致再细致！"童医生认真地说道。

几位接受注射治疗的患者中年龄最大的 72 岁李叔叔，前期患有湿性黄斑变性，导致黄斑区多量出血。疫情期间的眼疾，让他有些束手无策。得知医院有专家门诊，老人喜出望外，让家人帮忙进行了网上预约就诊。老人激动地表示：："童医生态度真好，详细解答我的各种疑惑，让我心里很踏实，今天的治疗很顺利！"

守"沪"光明，限期手术不停摆

为满足疫情期间患者的手术需求，医院按相关要求制定手术流程，做到一人一策，保证手术安全有序开展。

值守虹桥路院区的副院长孙涛，在全市疫情最严峻的 4 月 10 日，成功为一名复发性难治性视网膜脱离患者进行了手术治疗，他表示："对于复发性视网膜脱离患者来说，必须抓紧时间治疗，错过了手术时间窗，不仅会增加手术难度，更不利于患者术后的视功能康复！"

同样，一位封控居家的 70 多岁老人，系双眼高度近视，因为右眼黄斑裂孔，导致视网膜脱离，得知医院有手术治疗，老人赶紧来院就医。在确保疫情防控安全的前提下，童晓维医生为患者施行了微创玻璃体切割手术，术中即成功复位视网膜。

"24 小时接听电话" 老奶奶哽咽感谢救助

为保障市民及时就医，医院电话总机 24 小时"不间断"，并对电话引导患者使用互联网就医、线上配药、线上复诊等流程进行反复梳理，制订"眼防接听'标准化'"，还对各种可能遇到的突发情况完善处置。

近日，康定院区就接到了一位 80 多岁老奶奶的求助热线，老人因疫情封控管理无法按时更换角膜绷带镜，眼睛刺痛、有分泌物、流泪不止。接听电话的工作人员了解情况后耐心宽慰，告诉老人不要着急，并根据其实际情况指导如何来院就诊，同步联系医院相关部门了解绷带镜储备情况。

经医护科教办、视光中心、眼科、配镜部等商讨，迅速调配了相关物资。老人来到院区后，副主任医师邹月兰早已做好了接诊准备，迅速为老人进行了更换。就诊现场老人感动落泪，哽咽着说："多亏了你们的电话指导，我才能来这里及时治疗，你们还派人陪我挂号看病，太感谢了！"在等待街道车辆接老人的过程中，已临近傍晚，大家还温馨地为老人送上了食堂的晚餐，老人十分感动，轻轻地抹着眼泪说："非常时期，我们老人看病真的不容易！很感动、很感谢！"

该院党委书记、执行院长高玮表示，疫情期间，许多居家患者视力"告急"，但医院的医疗工作不能间断。目前，医院一手抓好疫情防控工作，一手抓好日常医疗开展，两院区同时开放普通门诊和专家门诊，保证疫情期间各项治疗、手术的正常运行，不断完善互联网医院就诊、线上复诊、线上配药等各项流程，确保各类人群的就医需求。据悉，该院康定、虹桥两院区同质化管理，在岗人员实施"气泡式管理",确保核心骨干在岗、人员交替有序,全面保障医疗工作开展。医院还积极运用"云"上科普开展线上义诊活动,通过直播线上答疑,让疫情下的眼防就诊"更有温度"!

（使用时,修改了题目）

助亲子家庭度过最难关

复旦儿科这支团队在定点医院内竭尽全力爱心守"沪"

复旦大学附属儿科医院　2022-04-27　作者：奚晓蕾

用实际行动守'沪'人民生命健康，践行一切为了孩子的儿科精神！

身披白色战袍，心怀医者初心，一批又一批复旦儿科人，在抗击新冠疫情的战场上发起了一次又一次冲锋。在万源路儿科医院新冠病房、在定点医院仁济南院儿科病房、在市公卫中心儿科病房，他们全力以赴阻击疫情，始终捍卫人民的生命安全，用实际行动践行"一切为了孩子"的儿科精神，"疫"无反顾守"沪"这座城。

紧急驰援　仁济南院开展亲子家庭救治

4月7日，复旦大学附属儿科医院医疗队进驻新冠诊治定点医院仁济南院，展开病例收治工作。儿科医院医疗队由周文浩副院长担任领队，呼吸科主任王立波、感染科主任俞蕙和新生儿科护士长陆春梅担任医疗组和护理组专家，来自各专科和职能部门的医、护、感控、管理骨干人才集结而成。

时间紧，任务重！刚一进驻，周文浩副院长便紧急召开医疗组和护理组会议，各项工作随即迅速同步展开，从制定完善诊疗常规、成立重症病例保障小组、每一楼层设立抢救室、梳理抢救流程，到床位准备、患儿三餐保障等等，医疗队事无巨细地全面铺开，当天午后即开始收治病例。

一个又一个新冠儿童诊疗病区顺利开设，满负荷运作。身披白色"战袍"，每班12小时，每次入舱至少4－6小时，汗水浸湿了手术衣，口罩勒出深深的压痕，队员们不喊苦、不怕累。党员更是冲锋在前毫无怨言，践行"我是党员我先上"的诺言，他们用最强的韧劲、最实际的行动冲锋在第一线，"疫"无反顾地守"沪"这座城，守护人民的生命安全。

4月11日的晚上，仁济南院儿科联合团队党支部召开了组织生活会，儿科联合团队党支部全体党员参加了会议并在会上重温入党誓词，决心打赢这场疫情攻坚战。

仁济南院新冠儿童病区原本是成人病房。在儿科医院各科室的协调努力下，各病区翻着家底，把布置病房的各类物品都捐献出来，卡通画、游戏桌、绘本、玩具一应俱全，儿科医疗队费尽心思，将病房打造成温馨的亲子病房。此外，儿科医院社工部积极链接资源，在基金会和爱心人士的支持下，为每位患儿准备了精美的儿童玩具和婴儿用品，给患病的孩子们提供家一般的温暖。

仁济南院亲子病区内，儿科医疗队员除了对新冠患儿进行日常的诊治和照护外，还格外留意对陪护家属的关爱。定点医院儿科病区护士长陆春梅天天日行超2万步，她关注着每一位家属的情绪动态。

"隔着面屏戴着口罩交流，家属对我们的语气和眼神亲切度感受较浅，所以我们要更加耐心、用多种方式来让他们感受到医护人员的关爱，一起早日战胜疾病。"陆春梅常常这样叮嘱队员们。

针对亲子病区幼小年龄患儿较多，许多陪护的家长既是新冠患者又是新手爸妈的情况，4月15日晚，在复旦大学附属儿科医院党委书记徐虹的倡议和主持下，一场新冠儿童和家长心理支持讨论会在线上进行。复旦大学心理系陈斌斌教授、儿科医院心理科朱大倩团队以及社工部等，在线上与周文浩副院长为领队的仁济南院医疗队骨干成员就临床上发现的问题，如何及早干预，帮助病患度过情绪波动期，进行了充分的讨论，并提出了专业的指导建议。

有一名陪护宝宝的新手爸爸，沉默寡言，情绪焦躁。朱大倩通过与孩子的妈妈电话交流，得知这名爸爸自尊心很强，有打呼噜和抽烟的习惯，担心在病房里打呼噜会影响他人休息，导致其睡眠不好。通过增加与家属间的交流、提供可乐奶茶和零食等替代抽烟、协调有利于睡眠的空间等，来帮助这位新手爸爸度过焦躁期。

"六层西区，有一位妈妈情绪波动较大。"儿科医院驻仁济南院医务部副主任周建国接到病房反馈后，立即前往了解情况。原来，这位妈妈是在坐月子时和宝宝一同感染的，入院后面临着一个人带孩子、母乳喂养影响夜间睡眠、缺乏自信害怕给孩子洗澡等，她提出希望让孩子爸爸进来照护的要求。周建国认为，当务之急是保障她有充足的睡眠，以及增强她作为新手妈妈照护孩子的信心。于是，周建国和陆春梅商量后，决定增派人手轮流照护，先行保证这个新手妈妈夜间能有 6 － 8 小时的连续睡眠时间，同时在她为宝宝洗澡时提供一对一现场帮助和指导，增强育儿技能，帮助她度过情绪波动期。

夫妻分赴"疫"线，为宝宝"千里送口粮"

胡纯纯是复旦大学附属儿科医院儿童保健科医生，在随儿科医院医疗队进驻定点医院仁济南院之前，同为医生的她的丈夫一周前已经前往方舱支援了。

"医生医生，11 床的家长说小朋友嘴巴疼，吃得很少，你去看看吧！"一名 2 岁多的小女孩因为溃疡，疼得没法吃饭，挣扎着不让穿着防护服的胡纯纯碰她。在胡纯纯的再三保证下，小朋友乖乖地接受了检查，最后还拉了拉她的大白，轻轻地冲要离开的她喊"阿姨阿姨"，并不断挥手。

脱下大白，胡纯纯总是在想，期待很快有那么一天，大家都能卸下身上的这一层隔阂，毫无顾忌地面对每一个彼此曾经看不见微笑的人。

病房有很多小年龄的婴幼儿，如何挑选合格且营养价值优良的辅食和主食？从事儿童保健专业的胡纯纯，对此了如指掌，但怎样保证充足的物资能够及时送达，这让她多少有些不踏实。得知她的想法后，她的两位宝妈朋友当晚便和她拉了一个微信群，探讨辅食问题、确定了品牌和食物种类，并着手联系辅食品牌商告知物资需求。医院社工部联合复星基金会及众多爱心人士加入后，行动方案迅速优化。

事关幼童吃饭，大家心急如焚，都想让这批辅食尽快送达目的地。经过几次方案商讨和调整，最终决定 4 月 11 日晚 8 点，由品牌商将物资开车从深圳直接送往圆通广州集运中心，通过当晚的快递干线车发往杭州，随后马不停蹄地于 12 日晚间运达圆通上海集运中心。4 月 13 日上午该批货物顺利送达。

最终，历经 2 天 1400 多公里的四地爱心接力，终于为宝宝带来了专用食物，还送来了小朋友的专用口罩。

小身躯大力量，她们用一言一行彰显党员本色

叶岚是儿科医院心内科的护士长，在仁济南院，她整天和护理姐妹们"泡"在病房里，一进舱就是四到六个小时，每次出舱都浑身湿透。下了班，她也不急着回酒店休息，静静地呆在办公室里整理和完善护理规章制度和抢救流程。

有护士跟她开玩笑："都不是年轻人了，这么拼不累吗？"叶岚轻描淡写地说："我只有进舱了才知道我们哪里做得不足、哪里需要改进。我在病房里多呆一分钟，就可以为姐妹们多赢得一分安心。"叶岚护士长，用自己的一言一行，向身边的战友同事传递着共产党员榜样的力量。

张莹是一名有着丰富经验的感染科护士，曾多次进驻市公卫中心儿科病房。这次进驻定点医院仁济南院的护士大多年纪比较轻，有几人还是'00后，每有年轻护士进舱，张莹都自告奋勇带着她们穿大白，一个个亲自把关。每天，她都会进舱指导护士姐妹，叮嘱她们需要注意些什么，不厌其烦。有人问她，你那么瘦小怎么有使不完的劲？张莹笑着说："我是一名护士，更是一名党员，冲锋陷阵理所当然是党员先上。"身形娇小的她，散发着无穷的能量。

主动要求支援前线的徐柳，是儿科医院新生儿科的专科护士。开舱的第二天，气温高达30℃，因为当天要收60组亲子家庭共120名患者，所以儿童床和成人床必须按时就位。徐柳护士二话不说，穿上厚重的防护服扎进病房里统筹、调拨、清点、整理床单，跑上跑下几十次之多，还要跟着库房师傅运送被服。直到累得大喘气呕吐后，才在同伴的搀扶下出舱休息。"事情还没做完，就给大家添麻烦了。"鼻子已经被口罩磨破了的她，心生愧意。第二天，她又坚持进舱，和同事们继续开展患儿照护工作。

进驻仁济南院的31名儿科医院护士，每一个人身上都有一个属于自己的故事，譬如程婕和秦亚楠第一天就在酒店里把自己的一头秀发剪短，沈如意害怕妈妈担心，至今没有告诉妈妈自己到定点医院一线战疫……来自医院不同科室的她们，平日里常常只是打个照面，因为支援一线战疫，她们聚在一起，是同事、是战友、是朋友、是家人，共同守护儿童生命，用行动彰显儿科精神。

最让卢梦佳难忘的是，进舱后没多久遇到一个亲子家庭，在她给宝宝测完体温和生命体征后，一旁的妈妈突然向她鞠躬，感谢对她们的照顾，也体谅医护人员的辛苦和不易。突如其来的举动，让卢梦佳有点受宠若惊，她当即将这位妈妈扶起身。"这着实感动到我了，因为大家点点滴滴的付出，我们的患者都看在眼里记在心里。"卢梦佳眼眶湿润了，她坚信，大家一起努力，如常的生活定会如常归来！

"自2020年初以来，无论是在医院本部，还是在公卫中心和仁济南院的儿科病房，我们的医护人员始终坚守在战疫最前线，冲锋陷阵，舍身忘我，捍卫儿童生命健康。"复旦大学附属儿科医院党委书记徐虹表示:"当下,上海正奋力打赢疫情防控攻坚战,我们将继续发扬不畏险阻的拼搏精神,并肩作战、攻坚克难,用实际行动守'沪'人民生命健康,践行一切为了孩子的儿科精神!"

90 岁高龄密接者，
在上海成功实施保眼急诊手术

复旦大学附属眼耳鼻喉科医院　2022-03-28　作者：张婷芳

90 岁阿婆在家中不慎摔倒导致眼球破裂，亟需手术。手术前，复旦大学附属眼耳鼻喉科医院却接到了来自疾控的电话：这是一个密接……

就在前几天，这位阿婆被送到眼耳鼻喉科医院急诊时，受伤的眼睛光感丧失，鲜血直流。

正当手术准备工作一切有条不紊地进行时，医院突然接到上海市疾控中心流调通知：阿婆被确定为新冠确诊患者的密切接触者，她家中的陪护人员刚刚被确诊为阳性！

问题摆在医护人员们面前：阿婆眼球破裂严重，且为后部巩膜裂伤，手术需离断眼外直肌以暴露伤口，无法在局麻下完成手术，需要全麻。

90 岁高龄的她全身同时合并多系统疾病，手术及全麻风险大。

阿婆并未接种新冠疫苗，既然其陪护人员为阳性患者，那么作为高龄老人被感染新冠的风险就较高。

即使是高风险病人，也得救！多部门迅速响应起来。

眼科和急诊室立即根据应急预案，将阿婆和她的家属转送至急诊隔离房间，接受眼科检查、快速核酸采样、常规 PCR 检查等，并积极与阿婆及其家属沟通。

医院根据疫情二级防控要求，第一时间落实好救治的负压手术室。眼科、医务部及感染管理科迅速组织急会诊，病房、手术室及麻醉科针对高龄患者的特殊情况做好方案，高效协作，完善核酸及术前检查，收入加强病区并予以全麻手术。

在全麻前所需的禁食禁水时间，眼科孙中萃等医生抓紧时间协助患者家属办理相关事宜，主刀医生李晓峰克服穿戴全套防护装备造成的显微手术操作不便，历时一个小时，妥善处理了阿婆受伤的部位，仔细缝合后保住了眼球。手术安全结束后，阿婆顺利返回加强病房。

由于阿婆年纪较大，家属的核酸检测报告还未出结果，无法陪同她就诊，急诊室黄洁护士全程陪伴阿婆，还为她办理了住院手续。黄忆舟护士全程陪同家属，等候核酸报告结果，并安抚其情绪，直至凌晨三点。与此同时，为了确保院内安全，手术室严格的消杀工作一直持续进行至凌晨两点。

令人欣慰的是，本次手术很成功，阿婆术后不仅保住眼球，还恢复了光感。

发热门诊就诊量突破峰值
金山的他们还在"硬核"坚守

复旦大学附属金山医院　2022-12-29　作者：张慧涨 罗迎春

　　地处上海远郊的金山医院，近日门诊接诊量也突破峰值。

　　12月29日，澎湃新闻记者从上海市金山区获悉，自12月中旬起，随着阳性感染者增多，复旦大学附属金山医院发热门诊接诊量以日均100人次以上增幅不断攀升，最高单日接诊量突破800人次。尤其是12月22日这天，金山医院发热门诊单日就诊人数达837人，突破历史峰值。

　　除了就诊人次的骤增，金山医院发热门诊还面临着另一个巨大的挑战——"战斗性减员"。医院紧急成立"应急人员储备梯队"，院党委发出倡议，号召成立党员突击队，从各科增派人员支援发热门诊，增强发热门诊排班力量，确保医院发热门诊的医疗力量到位，最大程度减少患者的等候时间。

　　金山医院感染科副主任张绍仁表示，当前，发热门诊尽量保证每天10名医生的排班，9点至17点，以及18点到22点是每天的就诊高峰，发热门诊也相应增加接诊医生和接诊诊室，高峰期接诊诊室由2间增至5间，有效减少患者的等候时间。

　　发热门诊科护士长袁樱表示，护理团队短缺的压力也通过医院各科室的临时抽调和支援而得到大大缓解，最高峰时，护理团队增至27人。除了增员外，发热门诊也通过动态调整，及时缓解患者排队长、等候久的问题，一旦发现现场队伍过长，工作人员就会通过拍照、电话等方式，及时传达现场排队情况并立刻调整排班，增派医护。针对收费窗口排长队的问题，医院也第一时间增设自助收费机，有效缓解排队压力。

　　在应急队伍支援、动态调班等多种措施下，目前，金山医院发热门诊就诊量相对平稳，达到日均 700 人次左右。患者平均等候时间已经由最高峰的 4～6个小时降至平均 1 小时左右，全院上下全力保障发热门诊运行。

这支医疗队在新国博方舱医院坚守最久

上海交通大学医学院上海儿童医学中心   2022-06-14   作者: 姜蓉

在刚刚结束的市新冠肺炎疫情防控新闻发布会上, 市卫生健康委副主任赵丹丹介绍, 6 月 15 日, 新国际博览中心方舱医院将关闭, 至此市级方舱医院除花博会复兴馆外, 将全部实现休舱或闭舱。

就在今天, 以沪上医疗力量坚守"收底扫尾"的新国博方舱医院送走了最后一个病人。5 月底, 在援沪医疗队全部撤离后, 由仁济医院牵头, 上海市第一人民医院、上海市第十人民医院、龙华医院、上海儿童医学中心 770 余名医务人员接替继续承担这个市级大型万人方舱救治任务。

在这五家医疗机构中, 国家儿童医学中心 (上海)、上海交通大学医学院附属上海儿童医学中心是在新国博方舱医院坚守时间最长的医疗队伍。3 月 29 日, 这支由 59 名医务工作者集结的儿科医疗队出征世博方舱医院, 4 月 4 日又转战至新国博方舱医院, 医疗队员也扩大至 65 名。

因地制宜, 探索实践"亲子集中收治"

在世博方舱, 上海儿童医学中心与上海市第一人民医院合作, 共同管理 H4 舱, 并分管舱中 330 张床位, 当时施行"成人儿童混收", 6 天内共收治病人 321 人, 其中 18 岁以下患者 43 名, 最低年龄 4 岁。为进一步扩大儿童收治, 接上级命令, 儿中心团队转战规模更大的新国际博览中心方舱医院, 征得上级同意正式采用"亲子集中收治"模式, 与当时一起入驻的上海市第十人民医院以及后期加入的湖北援沪医疗队合作共建"亲子方舱", 收治年龄下限放宽至 2 岁。自 4 月 4 日至 6 月 14 日, 上海儿童医学中心医疗队病区共收治新冠感染者 2200 余名, 800 多个亲子家庭, 7 岁以下儿童家庭占了一半以上。

筹集资源，为患儿家庭提供暖心医疗

考虑到儿童的饮食特点，医疗队要求餐食供应方尽可能避免提供带有刺激性口味的食物，同时医疗队也通过募集、慈善捐赠等手段在正常餐食之外为儿童专门提供奶制品、甜点等辅食，还与社会爱心力量合作，为孩子们提供一些安全、健康，且深受儿童喜爱的快餐食品，为其营造欢乐的生活氛围。

亲子方舱收治的病人中，学龄期儿童接近半数。疫情期间，上海实行网课教学，为了满足孩子们的学习需求，方舱内开放了无线网络，医疗队专门开辟了自习空间，准备了必要的文具用品、简易小课桌等。对于有打印学习材料需求的孩子，医疗队随时提供相应服务。

对低龄段儿童，医疗队募集发放了适宜的玩具；对因为不能适应环境而产生情绪问题的的孩子，医疗队内的心理医生会进行评估，适时进行心理疏导和家长宣教。还鼓励孩子们到室外活动，配以钙片发放，促进骨骼发育，也有助于调节情绪。

医患齐心，打造方舱童趣文化

医疗队在舱内组织开展"方舱童画"系列活动，"大白"哥哥姐姐和小朋友们齐心协力把病区的墙壁从冷冰冰的一块块白板变成了多彩的童趣文化墙，最引人注目的莫过于病人入口处那一整面童画墙，上面不仅有天安门、抗疫中的"大白"，还有孩子们喜闻乐见的城堡、卡通人物，以及每一位医疗队员的签名。小朋友们纷纷写下了"上海加油""大白加油"等祝福语，表达战胜疫情的决心和对医务人员的感谢之情。

上海儿童医学中心精心设计了一本可爱的《抗疫日志》，引导孩子们对自己在住院期间的生活做好规划，记录下让自己开心的事情、感动的事情，把隔离治疗作为自己的一次生活经历，用科学的态度来面对疾病。舱里还经常开展"抗疫小勇士"互动游戏，把医学知识转化为通关游戏，挑战成功的孩子们还能获得"勇士徽章"。

在方舱医院和社会爱心力量的共同支持下，"亲子方舱"的孩子们一直被疼爱、呵护着，除了良好的生活保障外，他们还时不时收到来自社会各界的关注与问候。

送走一批又一批出院的孩子们，"亲子方舱"的医疗队员们无比欣慰。在坚守的 78 天里，儿中心医疗队经历了二次开舱、四次内部转舱并舱，连续作战没有休息，对于医疗队的体能和毅力的考验可谓达到了极限。

今天开始，他们进入医学观察休整期，之后回归自己的医疗岗位，继续为儿科事业保驾护航！

给肿瘤病人送中药上门

上海中医药大学附属龙华医院　2022-04-29　作者：何洁

　　上海实施全域静态管理以来，出现了患者就医配药难题，其中肿瘤患者的化疗和中药配药难尤其凸显。为了缓解患者的燃眉之急，在上海龙华医院，一些医护人员自发用私家车为病人送药到小区，一个月来，开车行程已有几万公里。

自备干粮，医生用私家车给病人送药

　　"我的母亲是一位患有慢性肾炎的老病人，在龙华医院就诊已有十余年。4月份，我们小区被划分为封控区，母亲的中草药走到了'弹尽粮绝'的地步。因为草药是一人一方，社区志愿者无法提供代配药服务。在龙华医院网络医院就诊后，考虑到现在快递运输的艰难，对于草药何时能运到我们手中，我们并没有抱太大的希望，甚至做好了万一停药后，急性发作期用西药缓解的准备。"

　　这是一位女儿的心声。让她意外的是，在互联网就诊后的次日，她接到了一通医院来电："我是龙华医院的医生。由于快递停运，我们医生来送药了，已交到你们楼下的大白手中。"

　　因为及时续上了药，母亲的病情平稳。这位女儿在感谢信中写道："疫情下，慢性病患者和家属的焦虑绝望不足为外人道，正因为有了医师的无私奉献，让我们在黑暗里感受到了光与温暖。"

　　据了解，由于互联网医院的物流资源极度紧缺，一些患者即使线上配了药，也难以在短期内收到药品。龙华医院据此成立一支特殊的送药小分队，由龙华医院上南院区第四党支部书记、上南院区药房主任史秀峰担任领队，支部内多名党员主动请缨，协同药剂科同仁们化身为"四驱战士"，担当起龙华医院中药饮片的配送工作。

　　在这个特殊时期，他们采取"私车公用"的办法，以上海各区为单位进行划分，合理安排路线，挤压休息时间，专人负责专人配送。

"药我们已送到，请您与小区志愿者联系。"这句话，是龙华医院抗疫志愿送药服务队的队员们说的最多的一句话。

中草药饮片除了重量重，体积也较大，往往两位患者的药，可以装满小车的后备箱。送药小分队为了患者能够早日吃到药，在车里自备干粮，节约时间，一个馒头或是面包就打发一顿午饭。

随着防疫政策的日趋严格，道路封闭，有时候居民的家往往近在咫尺，但还是要绕道二三十分钟。为了让志愿者们尽量少跑路，少兜圈，让更多的患者早日收到草药，服务队白天送药，晚上精心把各个区进行划块，尽量使线路优化，提高送药效率。

目前，仅10多个人的小分队，已经送药3000多人次，行程将近几万公里。

大专家到普通门诊看病人

龙华医院的肿瘤患者众多，抗肿瘤用药和放化疗需求很大。

由于大病医保在互联网医院尚不能使用，部分大病患者提出，能否使用普通医保在互联网医院配药。医院信息中心加班加点升级程序，使大病医保患者在互联网医院能使用普通医保配药，及时解决了这部分患者的困难。

同时加大互联网门诊力度，从一周几个半天增加至一周七天，肿瘤一科到肿瘤七科，全面确保患者随时可以在网上寻医问药。

线下专家团队"互补位"。除了互联网医院，肿瘤一科到肿瘤六科全面开放线下的普通门诊和专家团队门诊，确保各科肿瘤病人到院随时可对接本科室医生进行后续治疗。

调配各层次医疗力量投入门诊工作，主任医师副主任医师联合出诊，保障肿瘤患者不同程度的就医需求。平时很难预约到专家门诊甚至特需门诊的专家，如今竟在普通门诊和专家团队的门诊为患者进行诊疗，这让许多到院就诊的患者意外又惊喜。

肿瘤患者用药"备得足"。考虑到肿瘤患者的中药处方量大，药房提前备足药品，特别是一些肿瘤患者处方中常需要用到的，比如黄芪、白术、山慈菇、鸡内金、半枝莲、白花蛇舌草等中药，药房每天提前做好规划，及时盘点库存。有一天，中药处方量激增，已连续工作一周的药师们刚换岗到家，听说门诊急需调配药师，又立即赶回医院，投入到繁忙工作中。

曙光医院西院转为新冠定点医院
中医药治疗全覆盖

上海中医药大学附属曙光医院　2022-04-22　作者：张莎莎

在当前疫情依然严峻，全市防控工作处于较劲爬坡的关键时刻，4月19日，上海中医药大学附属曙光医院西院转为新冠肺炎定点救治医院，正式开始收治患者，截至目前，曙光医院西院（定点医院）已收治患者近400人。

日夜兼程，党支部建在防控一线

接到定点救治医院建设任务后，曙光医院党委第一时间发出号召，号召全体党员，特殊时期把特殊责任扛在肩，全力投身到抗疫斗争中。各党总支、党支部踊跃响应，冲锋在前。

一手抓常规医疗救治，一手抓定点医院建设，还有相当部分医护力量充实在全市多个定点医疗机构、方舱医院。时间紧、任务重，在医院党委的领导下，曙光医院上下同心，共克时艰。

48小时，通宵达旦！大家不怕啃硬骨头、拔硬钉子，克服现场看得到的和看不到的种种困难，顺利完成住院患者转运工作和定点医院改建工程。

4月19日开始收治当晚，即收入40余名患者；24小时，收治率超过50%。

防控一线在哪里，党支部就建到哪里。经医院党委讨论决定，成立中共上海中医药大学附属曙光医院西院新冠肺炎救治定点医院临时总支部委员会。在此次西院定点医院六大病区的构建中，6位"区长"里共有4位党支部书记、1位党支部副书记，支部书记充分发挥"领头雁"作用、鼓舞党员当先锋作表率。

临时党总支成立后，医院党委第一时间建立联络沟通机制，进行直接对接。

曙光医院党委书记马俊坚代表医院党委向临时党总支全体成员提出希望：充分用好平时党务工作中积累的经验，切实将党的领导体现到抗疫一线的关键时刻与重要工作中；引导鼓励党员在防控一线彰显初心使命；把党组织的温暖传递给一线的党员群众；引导前线医务人员积极向党组织靠拢；在严格遵守防控疫情要求的前提下，推出系列暖心举措，体现战疫一线人文关怀，彰显医者仁心。

中西医结合，探索新冠患者康复最优路径

本轮疫情以来，"一老一少"感染者的救治成为焦点。尤其是降低老年有基础疾病人群的转重率极为关键。针对奥密克戎变异株发病表现，结合老年发病特点，在国家《新型冠状病毒肺炎诊疗方案（试行第九版）》基础上，上海持续开展老年新型冠状病毒感染中西医结合救治工作，建立了有效的、中西医专家共同组成的市级多学科专家组，"一人一策"指导临床诊疗。

作为国家中医疫病防治基地，曙光医院这所拥有116年历史的中医医院将中西医结合充分运用到定点医院的患者救治中。在国家中医药管理局、上海市中医药管理局的关心指导下，除少数极危重症患者，曙光医院西院（定点医院）基本实现中医中药治疗全覆盖。

而面对患有基础疾病的危急重症患者，医院成立了重症医疗团队，对原有的基础性疾病开展多学科治疗。中医、西医在抗疫最前线并肩作战，基础疾病与新冠肺炎"新老同治"，为加速患者的康复探索最优路径。

刚入住就吃上中药的蔡婆婆说，她从小就是曙光医院的"忠实粉丝"，有啥毛病一般也都是吃中药的，这次入住曙光医院，能吃上中药，心更定了。

争分夺秒，为新冠患者的救治全力以赴

需定期血透的患者，如果再感染新冠病毒，无疑是"雪上加霜"。为保证这部分患者的治疗需求，曙光医院西院（定点医院）加强血透中心的建设和人员配备。原本长期在西院血透的90多位患者，也在东院血透中心得到妥善安排。为尽可能满足患者们的需求，医护人员增加了班次频率，日夜接力不停歇。

在定点医院中，患者的每一个治疗需要医护人员都会严阵以待、全力以赴。60岁的陈女士（化名）3天前因腹痛、腹泻持续性加重，一路转诊，从方舱医院、区级定点医院到21日凌晨转至曙光西院定点医院。

"马上准备，尽快手术！"经综合检查后，诊断患者为急性腹膜炎（阑尾

炎穿孔可能性极大），五分区"区长"丁俊当即决定进行手术。定点医院医务处、院感科、手术室等部门通力配合，外科团队及手术室相关医护人员按照新冠核酸阳性患者手术流程有条不紊地进行，患者转危为安。

已连续工作近 20 个小时的丁俊医师说："急性阑尾炎手术对于外科医师来说并非难事，但需要在严格的三级防护状态下进行，穿防护服、佩戴面屏和多层手套，这对于医生和麻醉师的视线及手感、行动等都有一定的影响，手术时间也比平时长，但无论多辛苦，只要患者平安，就是值得的。"

（使用时，修改了题目）

病人安全了，我们就放心了

海军军医大学第二附属医院   2022-04-16   作者：王根华

"我家小区被管控了，不能去医院透析，怎么办呀？""我的药断档了，有什么办法吗？"……最近，上海长征医院肾脏病科血透中心电话不断，很多患者急切求助。

"血透"是血液透析的简称，是急慢性肾功能衰竭患者的替代治疗方法。对患者来说，一周2—3次透析，是维持生命的必需，一次也不能少。

为了打通血透患者的"生命通道"，长征医院肾脏病科开启了战"疫"模式——在急诊门前开辟出"应急血透室"，在患者入口处设立"血透患者一站式服务"，在透析中心打造"全程闭环管理的透析病区"。

在这里，承载着500余名透析患者生命的血透机彻夜运转，完成着一次次"生命接力"。

提高防控等级，开辟绿色通道

由于约95%的需要血透者未接种新冠疫苗，一旦发生感染，后果将不堪设想。如何优化血透病房就诊流程，尽最大的努力降低病毒感染风险，同时确保患者的就医需求不受影响，是长征医院一直在思考的问题。

为了确保安全管理，长征医院梳理出了住院患者血液透析、门诊患者血液透析、封控患者应急血液透析、阳性患者紧急透析以及危重患者透析治疗等不同的治疗路径。

首先要进行"硬件"升级。在提升血透室防护等级的同时，医院对血透室进行了布局改造，在本来就捉襟见肘的病区挤出地方，开辟了独立的清洁区、缓冲区、污染区。为了充分阻断医护人员和病人的交集、清洁物品和污染物品的交集，在凤阳路路口硬是辟出了一条透析患者专用通道，使得透析中心的防控安全得到了保证。经过两天通宵达旦的改造，一个原来阻隔血源性传播的血透中心，被改建成一个符合新冠传染病防控的透析病区。

为了提升患者就医体验，避免患者因在院内来回走动而产生的交叉传染风险。医院还为血透患者开辟了一站式绿色通道，将血透门诊整体搬到血透患者入口处，血透中心的医疗团队在这里为患者提供挂号、诊疗、开方、收费、发药等一站式服务。

"长征医院冒着巨大的风险，血透室全体医护人员无休无眠为我们提供治疗，感谢医院，想得太周到了。"在简易血透门诊刚刚看完病的张女士，很感激医院为患者开通救治绿色通道。

紧急增援，随叫随到

凌晨 2 点，血透中心灯火通明。这些天，因为疫情防控需要，病区增加洗消杀的频次，每班透析前，环境进行消毒液喷洒，透析机器和床单位进行擦拭，每班结束同样进行洗消杀，并进行紫外线灯照射。

长征医院肾脏病科血液透析中心常年有 500 余名患者做血透，每天透析人次 210 名左右。3 月以来，这里处于多变化、高强度的工作状态。

因为封控，血透中心医护人员减员，护理处紧急调配了全院具有血液透析能力的护理骨干支援血透中心。急诊重症医学科、妇产科、腹透室、肾脏病科等不同科室的护士都加入进来。应急方舱透析小组、住院患者透析小组以及阳性患者透析小组的队员们 24 小时待命，一有任务随时出发。

"跟着血透室的护士们一起干：开机、接 A 液、安装干粉、上机、生命体征监测……"妇产科护士长李玲玲说，大家很快就投入战斗。一天 3 班次 18 小时满负荷运转，每天工作到凌晨，加班加点，只为共渡难关。

护士站的电话铃声不断响起，血透患者微信群里消息不断。"接单"后，血透小组便身穿"大白"，肩挎自制小包，装上透析必需的耗材物品，推着沉重的透析机器"送服务上门"。应急方舱、发热门诊、急诊抢救室、病房大楼……哪里有需要，哪里就有她们的身影。

为了及时处理各种情况，血透护理人员包干到人，每人负责 10 名血透患者，每天电话、微信联系，内容包括他们的病情变化、确认来院血透，告知患者血透后续安排，也会贴心提醒患者注意日常防护，控制饮食饮水，保持良好心态。

考虑得再周密一点，做得再细一点

护士长刘玲玲已记不清有多少天没好好休息了，患者深夜的留言，总是让她睡意全无。

"护士长，我丈夫在外院用 CRRT 机器透析效果不太好，钾指标一直在升高，已经呕吐三次，医院已为我丈夫改成了常规透析模式，还是呕吐，您看怎么处理好？"一位因密接在其他医院治疗的患者家属问道。接到求助后，医护人员积极与对方医院沟通、了解情况，患者第二天继续进行血透，症状得以改善。

这件事也启发了大家，一点疏忽就可能为患者埋下隐患，很多事可以考虑周密一点、做得再细一点，就诊流程能调整优化的，就尽量调整到位。

比如，出于严格的防疫考虑，医院规定，血透患者每次透析前需持 24 小时核酸阴性报告，进入透析室前还要进行核酸抗原检测。但有没有可能，在遵循防疫要求的前提下，给患者提供更多的便利？为此，在医院统筹下，肾脏病科血透中心与检验科联系，建立了检测绿色通道。血透患者的核酸检测及抗原检测 24 小时随送随检，确保患者第一时间拿到检验报告，直接进入病区血透。

"他们本来就很难了，疫情以后更是雪上加霜，病人就像是我们的家人，他们有任何困难，我们都会尽力帮助他们渡过难关。病人安全了，我们也就安心了。"护士张佳歌说。

为最大程度减少医务人员流动，血透室医护人员全部住在医院。穿上闷热的防护服，衣服湿透、双手肿胀发白、面部满是压痕，一天三个班次连轴转，已经成了生活常态。但对医护人员来说，所有努力和坚守都是为了患者治疗不脱节，疫情防控不松懈，血透质量不下降。医患携手，共克时艰。

从援鄂医疗队员化身
世博展览馆方舱医疗队员

同济大学附属同济医院　2022-04-09　作者：王啸飞

　　"我去吧，我是一名共产党员，我们队就我参加过 2020 年初的援鄂医疗队，有经验，而且我们组男医生多，平均年龄轻，身体素质好，让我先上！"

　　回溯 2020 年 1 月 28 日，农历大年初四。急诊医学科肖武强医师随上海第三批援鄂疗队一起赶赴武汉参加了为期 55 天的新冠肺炎患者救治工作。最先来到武汉的医务人员大部分都是共产党员，他们的勇敢和优秀让肖武强感动，深刻感受到在艰苦的环境中共产党员坚韧的意志和团结的精神，他暗下决心，要成为像他们一样优秀的人。从对新冠病毒知之甚少，对防护装备不会使用，甚至面对一个个新冠重症患者有些许胆怯，到后来可以很从容的给重症患者气管插管、做气管镜、深静脉置管、气管切开等高危有创操作……援鄂让他不断成长。3 月 14 日，肖武强在武汉抗疫一线正式加入了中国共产党。

　　作为一名抗疫"老兵"，在此次上海新冠疫情爆发之时，肖武强毅然加入同济医疗队，同时还兼任第四临时支部书记，把党旗插到每一个战场，把先锋模范作用体现在每一项工作中，带领组员打赢这场硬仗、大仗。

　　2022 年 3 月 27 日中午 11 点，同济医院医疗队正在实地查看 h1 的场地和设施，准备晚上开始收治患者，突然接到了仁济医疗队的求救电话："仁济舱已满，还有 200 名左右的患者在舱外焦急等待，能不能先派人到仁济舱内收治患者，然后再转入同济舱？"同济医院副院长、医疗队队长梁爱斌立刻答复：都是组员，"友军有困难我们一定帮，再说帮助患者、为患者解决问题也是我们的职责"！问题是派谁去打头阵呢？肖武强主动请缨。于是他迅速召集组员：放心，你们的防护措施我都会一一检查的；万一不适，随时叫我。

到达目的地后，肖武强立即开始准备防护物资，投身同济医院医疗队在世博展览馆方舱医院的第一场战斗。熟悉的装备，防护服、隔离衣、护目镜、鞋套……他突然感慨万千，几乎泪目。2020 年援鄂的场景历历在目，恍如昨日，武汉三院、监护室、熟悉的战友……然而他无暇伤感：我现在是临时党支部书记、是小组长，有好几个组员都是第一次直面新冠病毒，和"敌人"短兵相见，紧张焦虑是人之常情。照顾好他们，带领好他们，保护好他们，把自己的经验毫无保留地教给他们，是我的任务也是责任。"董磊再检查下你的手套！""汤宇你的防护服密封没贴好！"一遍遍的检查，一遍遍的嘱咐，生怕哪里有疏漏——防护无小事的概念已深深地印刻在肖武强的心里。

"姓名、年龄、有什么基础病吗……"熟悉的采集病史的流程。穿着厚厚的防护服，戴着被汗水模糊的护目镜，戴上双层手套后僵硬的手指，戴上 N95 口罩后不得不更大声音说话……肖武强早有思想准备，面前的困难只会让他更加坚定打赢这场战斗的信心，组员们也没有一个人抱怨，紧张有序地开展各项收治工作。患者们也很守秩序，整齐 f 排队，哪怕甚至带了很多的行李也会自觉排队。

面对突如其来的新冠疫情，所有人都是受害者；平日里的一名救死扶伤的医生，现在变身成为战疫一线冲锋陷阵的铠甲战士。

包括肖武强在内的同济医院医疗队的工作很快走上了正轨，短短两天时间总共收治 1600 余位轻症和无症状感染者。虽然工作量巨大，但没有一个人喊累、没有一个人退缩。作为支部书记，他还肩负着党员的宣教、组织生活和关心、团结组员的责任，每每有组员对感控、新冠病毒等知识有疑惑时，肖武强都会结合武汉抗疫经验，以理论联系实际，用通俗易懂的言语解释给他们听；每每组员有顾虑时，他都会说："武汉抗疫我们胜利了，上海一定也会胜利，放心吧，你看全国各地那么多精锐组员都来援助上海，我们不是一个人在战斗，集举国之力，我们无坚不摧。"

由于当前新冠病毒已经多次变异，最新的奥密克戎传染性比武汉时期的初代新冠病毒传染性强很多，没有"作业"可以抄，如何做好数量众多的患者的管理与治疗？如何做好患者的出院准备？一切都是慢慢摸索，专家组反复讨论、集思广益制定出"同济方案"——方舱内都是轻症患者，甚至是无症状感染者，往往只有一点咽痛、轻微的咳嗽或者发热等症状，所以基本也不需要特殊的药物治疗，但是他们中的多数都会有一些焦虑，对新冠病毒的恐惧让他们有一丝丝不适就会呼叫护士、医生，所以舱内的主要工作是不断的解释、宣教，消除患者的紧张和焦虑，帮助他们树立战胜新冠病毒的信心。

方舱内宽阔的场地磨破了医护人员的两层鞋套，舱外需要穿羽绒服，而舱内密不透风的防护服里早已汗水淋漓，N95口罩的勒痕，反复洗手消毒到手指蜕皮，长时间戴乳胶手套到双手通红起皱……这些痛苦肖武强在武汉都已经历，然而再次面对疫情，他和队员们面对困难同样没有一个人抱怨。

因为平时处于闭环管理、不能聚集，每次乘坐班车去方舱的路上都是难得放松时刻，但医疗队员们的欢声笑语不同于往日，是轻轻的、短暂的，寂静空荡的马路告诉我们这座城市——上海，她身体不适了，而医疗队员们是去治愈患者，也是去治愈这座城市，是去一个没有硝烟的战场，白衣铠甲、勇往直前，他们必将凯旋。

一抹"卫监蓝" 一曲青春歌

上海市卫生健康委员会监督所护航进博侧记

上海市卫生健康委监督所 2022年第12期 作者：赵骏静

11月5日至10日，第五届中国国际进口博览会在上海成功举办。站在新的历史起点，上海卫生健康委员会监督所党委将全力保障好第五届进博会城市公共卫生安全作为学习宣传贯彻党的二十大精神的实践载体，以更高昂的斗志、更坚定的信念、更精准的督导、更智能的指挥和更投入的姿态，全力以赴，扎实推进第五届进博会公共卫生监督保障各项工作，交出了一份亮眼成绩单。

党旗引领，奏响进博凝心聚力之音

党的二十大报告提出，要坚持和加强党的全面领导，把党的领导落实到党和国家事业各领域各方面各环节。上海市卫生健康委监督所党委带领全体党员积极践行党的二十大报告精神，进一步提高政治站位，以高昂的斗志，过硬的作风和"时时放心不下"责任感、使命感、紧迫感，扎实细致做好卫生监督保障工作，用党旗红引领"卫监蓝"。由党委书记亲自挂帅第一时间成立进博保障工作组，完善组织架构，明确工作职责，并建立定期例会机制，加强统筹推进，夯实任务导向，卫生监督进博保障底色更显鲜亮。在"四叶草"里，由市区两级卫生健康监督机构组成的进博一线卫生监督临时党支部充分发挥战斗堡垒作用，使卫生监督一线驻点保障有了坚强组织保障。驻点保障组临时党支部自10月21日起就实施闭环管理，通过边战边学强化政治意识和使命担当，组织全体党员集中观看学习党的二十大开幕式，通过云学习方式开展学习交流，组织开展重温入党誓词主题活动，进一步带动全体保障人员汲取奋进力量，凝聚起攻坚克难、笃行不怠的士气，让党旗在进博一线高高飘扬，践行护卫人民健康的光荣使命。

严守底线，筑牢疫情防控防火墙

上海市卫生健康委监督所深入贯彻习近平总书记关于进博会要"越办越好"的重要指示精神，统筹推进疫情防控和筹备工作，牢固树立"一盘棋"思想，以"一支队伍、两套方案、三场培训"，实现更周全的考虑和更扎实的准备。将疫情防控作为保障工作的重中之重，坚持问题导向，研究制定进博会场馆及周边公共卫生监督保障督导方案、社会面公共卫生安全督导等两套方案，"点线面"结合织密覆盖全市公共安全防护网。坚持常备不懈，一方面针对进博保障人员开展个人防护专项培训，紧绷疫情防控这根弦；另一方面针对住宿场所等重点对象，制作住宿场所重大活动保障教学示范片，提炼住宿宾馆防疫疫情防控检查关键点，指导、督促住宿场所落实疫情防控各项措施。进驻前开展公共场所和生活饮用水专项应急演练，召开卫生监督保障人员专题培训会夯实专业基础，紧紧围绕"最不利情形"和"最真实场景"，进一步检验队伍能力，提升处置水平。

数字转型，擎动精准高效创新之力

二十大报告指出，创新才能把握时代，引领时代。走过 5 年进博时光，随着进博会保障标准的提高与保障经验的积累，上海卫生监督精进不休，臻于至善，积极探索智能场景数字化转型，实现"一屏掌握，一网保障、自动识别、迅速响应"。依托智慧卫监项目，建立国展中心、核心区域、重点单位重点部门核心档案，对接现场在线监测数据，挖掘重点区、核心区、全市面上的保障及其监督、投诉等各类数据，实时展示和分析信息，全面实现"对象覆盖、重点掌握、风险导向、预防为主"智能化卫生监督保障网络。驻点保障队员通过一部手机，即能反馈处置情况。指挥中心通过监控平台实时跟踪风险事件处置进展，完整构建"风险－处置－反馈"闭环管理，全方位提升异常事件的处置效率。完成"来管我"到"我来管"转变，运用本市公共场所卫生管理自查上报系统对 900 余家推荐住宿场所下发进博会住宿场所卫生管理自查任务、对 15 家指定住宿场所下发进博会期间每日健康监测上报任务，进一步提升企业自律意识，建立监督巡查和企业自查相结合模式，使卫生监督保障网络更加立体和全面。

奉献担当，唱响"卫监"青春无悔之歌

以"不放过任何一个细节、不错过任何一处隐患"为工作理念，以最严谨的态度、最踏实的作风，精雕细琢完成每次工作任务，这是上海卫生监督进博保障组党员的"啄木鸟"先锋建功行动口号。10月27日至今，驻点保障期间，驻点人员现场检测1029项次，收集在线检测数据38000余条，用"0瑕疵"的完美操作确保完成进博保障任务。"虽然是第五次参加进博保障了，但我依旧心潮澎湃。每次参加都有新的感受和新的领悟。我是在进博会成长起来的党员，我期盼继续贡献自己的专业力量，为顺利举行进博会保驾护航，"沈文源谈道。在2021年转正为正式党员后，沈文源同志更加以身作则，发挥先锋模范作用。今年作为业务骨干，他主动承担起带教新参加保障组员的任务，耐心细致地手把手教学指导，积极投身在进博保障工作中。入党积极分子刘雨是保障组里最年轻的同志，他表示"组里各位党员既是我思想上的榜样也是我工作上的前辈，看着大家斗志昂扬的精神状态，我更坚定了自己的理想信念，积极地向党组织靠拢。近10年来，党和国家事业取得了举世瞩目的重大成就。这几天，通过学习二十大的报告，我信心满怀。作为青年一代，我想为建设社会主义现代化国家添砖加瓦，想让自己的青春热血挥洒在中华民族伟大复兴事业上！"

连续五年进博卫生保障的顺利完成，是上海卫生监督精益求精、追求卓越的工作缩影。上海卫生监督始终坚持党建引领，牢记初心使命，以红色引擎驱动发展，以数字赋能推进变革，不断践行着"人民城市人民建"的服务理念。在新时代新征程的路上，上海卫生监督将继续不懈努力，踔厉奋发，勇毅前行，守护城市健康安全，推动卫生健康事业不断向前。

为爱举手！为生命加油！

全市献血点位昨起全部开放

上海市血液中心　2022-06-15　作者：诸广宇

昨天是世界献血者日，是献血者们共同的节日。世界卫生组织（WHO）发布的 2022 年世界献血者日宣传口号是："献血是一种团结行为。加入我们，拯救生命。"从昨日起，全市的献血点位已全部开放，想要奉献爱心的献血者需全程规范佩戴口罩，在入口处扫描场所码，显示绿码及 72 小时以内核酸检测阴性结果方可进入无偿献血点位。为了优化献血流程、防止人群聚集，本市仍然鼓励线上预约（微信公众号"上海献血"）、错峰献血。

"健身为自己，献血为他人"

昨日早上 9 点，刘钢先生如约来到南京西路献血屋参加成分献血。刘先生是一位典型的上海爷叔。几年前，刘先生的兄弟因突发疾病身故，让刘先生意识到健康的重要性。从此，刘先生开始积极锻炼身体，并将定期献血作为生活的一部分，至今已献血 20 余次。刘先生认为，健身是为了自己，献血是为了他人。献血就和旅游、品茶一样，都是生活中的"小乐惠"。

对于很多无偿献血者来说，起初的义举，也许是出于一种热情的冲动。多年的坚持，则是源于对献血价值的理解——一次次目睹病弱的身躯，一次次聆听生命的求救，都让他们对无偿献血这项事业的认识越来越深刻，投入的感情越来越深厚。

血液是救治患者的重要医疗资源，只能来自爱心人士的自愿捐献。此前，由于上海疫情防控形势严峻，广大市民为配合防疫足不出户，献血工作面临极大挑战。为保障上海患者治疗所需的血液，在国家卫健委医政医管局的大力协调下，4月1日至6月1日期间，共有15个兄弟省市65家采供血机构驰援上海4.9万多单位红细胞悬液，9400多袋单采血小板，1.6万多单位血浆，1.2万多单位的冷沉淀以及770单位的康复期血浆等各类血液成分近9万人份。这些满载全国同胞热血情谊的"生命礼物"，有力保障了上海临床患者的用血。

本市90%献血者年龄在40岁以下

2021年，本市共有37.93万人次参加无偿献血，募集血液53.93万人份，其中全血46.58万人份、单采血小板7.08万人份。本市千人口献血人次为15.24，千人口献血量达21.68。全市无偿献血总量较1998年无偿献血制度实施的首年增长了87.91%，创历史新高。

6月1日以来，本市各无偿献血点位已逐步恢复常态，不少定期献血者特意赶往就近的献血点位。截至昨天，全市共有1511人捐献全血2642人份，756人捐献单采血小板1336人份。

据上海市血液中心主任何智纯介绍，据统计，本市90%的献血者年龄在40岁以下。为鼓励年轻群体关注并积极参与无偿献血，市血液中心常年与社会优质资源合作，丰富献血内涵，将无偿献血打造成"潮流时尚公益"，已先后推出包括"HelloKitty""奥特曼""哔哩哔哩""小王子"等多个联动献血活动，受到广大年轻献血者的欢迎。6月1日，上海市血液中心与上海美术电影制品厂联合推出了科普动漫《热血悟空》，也得到了大家的喜爱和关注。

"阳性"护士进方舱，就地"上岗"

上海市静安区市北医院　2022-04-12　作者：喻文龙

　　在上海市静安区黄山路方舱医院，这些天每天都能看到一个戴着口罩、身着平常衣服的"大块头"在隔离点里穿梭忙碌着，时而与"大白"一起给患者送饭，时而协助"大白"为患者测温，经常与患者交流沟通，帮助解疑释惑，还热心教"阳友"（阳性感染者朋友）打太极拳……

　　她叫姜晶晶，是新冠阳性感染者，也是静安区市北医院急诊科的一名护士。

　　4月6日晚9点，感染新冠病毒的姜晶晶被转运到黄山路方舱医院后，穿着厚厚防护服的"大白"和姜晶晶一眼就都认出了对方。因防疫需要刚刚从急诊一线战斗队伍撤出而分离的队友，没想到又在此相聚。放下行李，姜晶晶就找到方舱医院临时党支部书记、队长张锦敏，请求就地重新"上岗"做志愿者。

　　"你前两天还发烧，先休息休息吧！"张锦敏关切地说。作为护士长的她，心里最清楚手下的护士们这些天是怎样不分白天黑夜地咬牙苦干，小姜现在被感染，哪还忍心让她继续工作？

　　"我感觉好多了，没事，就让我干点力所能及的事吧，可以减轻些姐妹们的负担。"姜晶晶坚持着。拗不过性格直爽的小姜，张锦敏答应了，条件是，每天要请当班医生对她的身体情况进行评估，然后安排一些她能做的事。

　　从此，在这个方舱医院，除了医护"大白"，还有一个不穿工作服的"大块头"志愿者，也在为病人服务。在姜晶晶的带动和影响下，方舱医院里有多位热心患者一起加入了志愿者队伍，协助工作人员开展病人管理。

　　姜晶晶性格开朗，总是乐呵呵地，是个闲不住的人。别看"块头"大，她的心却如针尖细，用积极、阳光的心态和行动影响和带动着其他"阳友"。

　　"你们是不是搞错了？我身体这么好。怎么会得这种病？"一个20多岁小伙子因不能接受自己是核酸阳性的结果，对工作人员大呼小叫，根本不听解释。小姜听闻后，立即以病人的身份上前劝导，叫小伙子先消消气。中午，她把盒饭送到小伙子床前，趁机做起劝慰工作："我也是阳性病人，据我了解，核酸阳性的结果报告是非常谨慎的，不是哪个医生个人和哪个检测机构说了算的，而是经过检测机构和区疾控中心多次复核、专家组研判后才确定的。""我们既来之，则安之。这次感染了症状不重，别担心，积极配合医护人员进行治疗，只要核酸转阴，就能早点解除隔离。"在鼓励树立信心的同时，小姜还见缝插针地对他进行健康防疫知识宣教，小伙子的情绪逐渐稳定下来，连忙向小姜道谢并向护士表示歉意。

"小姜是一个积极向上、阳光善良的好护士。"谈起小姜，张锦敏一直夸个不停。

张锦敏说，姜晶晶是入党积极分子，急诊科的护理骨干、急诊病房的小组长，协助护士长承担着急诊的日常管理、质控和带教工作。她严谨自律，亲和力强，经常加班，从不计较个人得失，是急诊护士心目中温柔善良的好姐姐。

黄山路方舱医院是在静安区卫健委领导下由市北医院承接负责的，共开放床位420张。从接到命令到开始收治，只用了短短两天时间。医院迅速组建了一支15名医务人员的医疗小分队，于4月6日傍晚开始收治第一批患者，到7日晚上已满员满额。

发现上海首例新冠病例的医院，
抗战时曾是万千同胞避难所

上海市同仁医院　2021-08-05　作者：娄斯敏

疫情期间，同仁医院有三项纪录：发现上海第一例新冠肺炎患者，保持患者零漏诊、院内零感染。

1866 年，刚刚开埠的上海，今塘沽路、大名路转角处的一座洋楼里，一家小小的医局开张了。

医局由当时美国圣公会的牧师汤蔼礼、华人牧师吴虹玉共同管理，是美国圣公会在中国创立的第一所医疗机构。这个当时连个名字都没有的医局，便是今日同仁医院的雏形。

百年之后，当初小小的医局已晋升为上海三级乙等综合性医院，担纲区域性医疗中心，呵护一方百姓安康。去年抗疫时分，呼吸与危重症医学科于亦鸣医师在 1 月 15 日这天发现上海首例新型冠状病毒肺炎患者。医院坚持一手抓疫情防控、一手抓日常医疗，一边出台"最严管控令"，一边满足市民正常就医需求，实现"患者零漏诊，医护零感染"的目标，以安全、便捷的服务回馈社会，为上海的父老乡亲守护好一方大门。

2020 年，经过全院职工的不断努力和拼搏，上海市同仁医院晋升为三级乙等综合性医院。欣喜之余再发力，在"十四五"开局之年，同仁医院全体员工，在医院党政班子的领导下，振奋精神，继续踏上创建三级甲等医院的新征程。

战火中成为无数难民的庇护之所

小小医局开设之初，每周一、三、五开诊，很快，每日患者达到 100－300 人，于是改为一周六天开诊。不到半年，医局便门庭若市。于是，美国圣公会筹善款，扩建病房 11 间。扩建后的医局，有了后来如雷贵耳的名字"同仁"。

时光倒流百余年，1880 年，文恒理 (H.W.Boone) 出任同仁医院院长，并开始创办医科，组建圣约翰书院医学部，亲自担任教授。1882 年，医学部临床授课迁至同仁医院。1896 年，圣约翰书院改组为圣约翰学校，文恒理任医学部主任，同仁医院的学生并入医学部成为正式学生，采取英文教学，学制 4 年。

纷飞战火中，这家医院成为无数难民的庇护之所。

1937 年"七七事变"后不久，日本侵略军进攻上海，8 月 13 日轰炸了位于同仁医院西北的火车站，进攻虹口。同仁医院撤到苏州河边的圣约翰大学校园之内，12 月初再迁入九江路英国男童公学，成为同仁第一医院。

医院随后向政府租下了比邻圣约翰大学的兆丰公园（今中山公园）对面国立中央研究院房屋，将其改建为"同仁第二医院"（又称"难民医院"），开始收治难民和伤员，据统计，同仁第二医院先后免费治疗了近 2 万名患者。

1938 年冬，云南山区的滇缅公路瘴气盛行，亟需良好医疗服务。留美归来、担任上海圣约翰大学校医和人体解剖学助教的倪葆春积极响应。医学院师生们对于这一爱国行动也表现出极大热情。一年半时间里，倪葆春先后招募了 7 批医护人员、两次奔赴前线，为战斗在公路运输线上的广大官兵和沿线居民开展医疗服务，取得显著成效，为抗日战争胜利作出了贡献。日后，从滇缅公路返回的倪葆春出任同仁医院院长。

1941 年，同仁医院由刁信德教授任院长、黄铭新教授主持教务并兼院长。但战时经费来源断绝、师资力量不足，黄铭新一人兼教 5 门课程，放弃教授薪金，勉强维持，直至抗战胜利。1946 年，国民党反动派发动内战。彼时已开放床位 400 张的同仁医院，在战火中坚守救死扶伤的信念，成为千万同胞的避难之所。

解放后高速发展，培育多位技术人才

解放以后，同仁医院秉承"同心同德，仁怀仁术"精神，积极投入到新中国建设中，同仁医护在防治结核病、血吸虫病、儿童传染病以及肿瘤诊治等领域均做出突出贡献。

原圣约翰大学毕业的眼科老专家葛成筠主任，几十年矢志不渝，追求共产主义理想，56 岁时，葛主任光荣地加入中国共产党。她一生无子无女，以医院为家，淡泊名利，不求索取。唐山大地震时，她满怀一腔热血投入到艰苦的抗震救灾工作中。

葛成筠主任将自己的青春年华和毕生精力都献给了医疗卫生事业，生前更立下遗嘱：丧事简办，骨灰撒向大海，并将自己的全部积蓄10万元人民币作为"特殊党费"上交中共中央组织部。

20世纪70年代至90年代，新同仁医院前身之一的长宁区中心医院，踏上高速发展轨道，先后涌现出像郭孝达、何明焕、马竹清、茅爱武等一批批科研精英和技术人才。

彼时，长宁区中心医院在技术创新方面，成功研制了我国第一台纤维胃镜和国内第一台彩色电视胃镜，提高了早期胃癌的检出率。1978年，该项目荣获全国科学大会颁发的国家重大科技成果奖；1985年"微小胃癌内窥镜诊断"又获卫生部科学进步奖；"三法互补"（计算机调查表、大便隐血、体检）初筛，胃镜和胃肠双重造影精查的普查方法，经市科委专家鉴定获得乙级奖；"茅式支架"也在国内普遍使用并大量出口欧美，先后获得多项技术专利和发明专利。

药物研究方面，长宁区中心医院抗癌药物"多相脂质体"系列新药获得卫生部医学科技进步乙等奖；创制了大豆磷脂简化精制的新工艺和用离子交换树脂法脱除人参多糖蛋白质的新工艺；1987年又研制成功阿霉素、环磷酰胺、长春新碱等常用抗癌药物的冻干脂质体制剂等等。

经过数十年建设，长宁区中心医院、长宁区同仁医院分别成长为长宁区最具实力的两所综合性医院，"一东一西"为长宁及周边6个区域人民的健康保驾护航。

护佑安康，打响上海防控新冠疫情"第一枪"

1976年7月29日，河北唐山发生7.8级大地震。当时的同仁医院抽调医务人员7人，长宁区中心医院派出22人的医疗队，参加长宁区支援唐山抗震救灾医疗小分队。2008年5月的汶川大地震，长宁区中心医院又先后派出4批14名医务人员赴灾区参与抢险和重建。

2012年，长宁区人民政府与上海交通大学医学院签订"合作共建区域医疗卫生事业"协议。次年12月8日，长宁区中心医院和长宁区同仁医院整体合并，成立上海市同仁医院，同时也成为上海交通大学医学院附属医院。

两院合并后的7年多时间里，新同仁医院迎来了新的发展机遇。随着医院硬件条件的不断改善，上海交通大学医学院附属同仁医院吸引了大批高学历、高职称、具有三级医院工作经历或海外留学背景的医学精英的加盟。

大批医院自主培养的骨干，在广阔的发展平台上，纷纷脱颖而出。两股力量形成了推动医院学科综合能力提升的巨大合力。

就在去年，同仁医院成为发现上海首例确诊病例的医院。2020 年 1 月 15 日晚，同仁发热门诊接诊了一位武汉来沪患者，经初步检查后被列入可疑病例收治隔离，并按程序上报。5 天后，经国家卫健委复核，确诊为上海首例新冠肺炎病例。

疫情期间，同仁医院有三项纪录：发现上海第一例新冠肺炎患者，保持患者零漏诊、院内零感染。这也成为全上海医疗卫生系统面对疫情保持严谨、高效诊治的一个缩影。

百年芳华、初心传承。曾经小小医局，历经百年风霜，成长为庇护一方百姓安康的大医院。据悉，同仁医院共有 421 名共产党员，医院已连续两年 (2018 年、2019 年) 在区级医院科研竞争力总排名中位列榜首，而今 , 她向着更高、更远的目标迈进，将成就更多医疗传奇。

这家医院有个给力的"大后方"

通宵达旦调配物资，"深夜食堂"持续营业物业经理冲上一线

上海市中西医结合医院　2022-03-23　作者：戚红洁

当前，防控工作仍然处于吃劲的关键阶段。上海市中西医结合医院全体医护人员逆行而上，奋战一线。在他们的后方，医院后勤保障人员成为一线人员坚实有力的后盾。

连夜打包逾 11 万份物资，24 小时保障防疫物资供应

3 月 18 日至 20 日，全市非重点区域内人员，以街镇为单位，分时、分批次开展一次免费核酸检测。医院承担了所在辖区内 10 万人份的采样任务。18 日凌晨接到任务后，医院总务处员工先把前一日 22 组采样队伍带回的防护物资、采样管等整理归纳，随后连夜安排装箱打包。在清晨 5 点左右完成所有打包任务，共计打包 85 个采样点、185 位医务人员所需的将近 11.5 万份的物资。匆匆休息了 1 个小时后，第二天一早他们又投入到了紧张繁忙的工作中。

深夜、凌晨接到任务对总务处来说是家常便饭，他们笑称自己是"快递小哥"——只要客户有需求，使命必达！为保证防护物资供应，医院总务处员工放弃休息，24 小时值守，承担了全院的物资购入、调拨与发放。他们每天装货、卸货、统计、入库，经常干到深夜甚至清晨。

夜班员工赶回核酸检测点维护秩序，物业经理进隔离病房做好消杀

"请保持一米距离，戴好口罩""不用紧张，做咽拭子的时候请张大嘴巴"……

这几天，医院核酸检测点采样需求激增，保卫处人员出动维护秩序，并不时为排队人员答疑解惑，疏导情绪。消防控制室的员工也在确保医院消防安全的同时，去现场支援。人手紧缺的时候，值夜班的员工第二天继续工作，轮休在家的员工也从家里赶来加班。

除了维持核酸检测队伍秩序，保卫处的本职工作也随着人流、车流的增加再度升级，24小时坚守在岗位，始终认真履行医院疫情防控管理措施，做好"守门人"。查看健康码、防护涉疫救护车、管理隔离病房专用电梯……医院安保人员在做好自我防护的同时，维护着医院内的治安秩序，配合医护人员做好患者的就医秩序。

每天，4名物业人员分四班，24小时负责发热门诊和隔离病房的疑似、密接、高筛病人的CT拍片、标本转运、拿药等工作。物业人员李寿来每次接到有隔离患者来院的通知，都第一时间拿好全套防护服，一件件穿戴仔细，在污梯处等待120救护车的到来。接到病人后，他先要带病人坐专用电梯至发热CT机房做检查，检查完毕后换掉机床上一次性床单，用过氧化氢湿巾纸对机床擦拭消毒，再用消毒机器对机房进行喷洒消毒。随后带患者继续乘坐专用电梯至隔离病房转交至医护，对刚乘坐的专用电梯进行喷洒消毒，然后再由污染区—半污染区—清洁区，一层层脱掉防护服离开隔离病房。

这项工作繁杂且风险大，但物业人员兢兢业业，除了常规工作外，他们还要负责院内院外核酸标本转运、核酸采样点的标本转运，消杀，院外采样队伍带回来的感染性垃圾的收集处理等等。

近期很多员工被陆续封控管理，造成隔离病房一度缺少保洁人员。考虑到隔离病房工作的特殊性，物业经理周莉敏自己也奋战在工作一线，多次往返隔离病房进行保洁消杀工作。

深夜11点赶赴食堂打包送餐，包下疾控人员一日三顿

"发热门诊因为接诊了阳性病人，闭环了，病人，家属，职工都没有吃晚饭。"深夜11点多，一通来自医院的电话响起。随后，地下一楼食堂的灯悄然亮起，膳食科副科长方军从家中赶来医院，将蛋糕与牛奶打包装好后送往指定地点。

为了更好地处理突发情况，膳食科骨干们选择晚上在医院轮流过夜。尽管

工作量骤增，但膳食科的工作忙而不乱：当发热门诊和隔离病房需要送餐时，膳食科管理人员立刻联系医院感染管理科相关负责人，规范送餐路径，对送餐人员进行点对点指导，避免交叉感染；当核酸采样点工作人员加班到很晚才下班时，膳食科总能为他们送上一碗热气腾腾的馄饨，驱赶他们的疲惫；当兄弟单位虹口区疾控中心因疫情忙碌无法保障一日三餐时，膳食科为他们提供了每日中餐、晚餐和点心。

团旗映方舱，和志愿者"云端约会"

上海市东方医院   2022-04-20   作者：孙钰

4月15日、16日，上海浦东新区周邓公路方舱首次迎来大规模解除集中隔离医学观察潮，共有3714人出舱。方舱医疗队领队、同济大学附属东方医院心外科医生李铁岩搓着手兴奋地与团队分享："我们终于完整走完一轮了，战斗力再次升级！"

周邓公路方舱由东方医院承担医疗管理工作。领队李铁岩还有一个身份是医院的团委书记，顺理成章地把团委工作做到方舱，不仅充分调动年轻队员的积极性，还拉起了一支强有力的志愿者队伍，在方舱管理中发挥了重要作用。谈起团队，他用八个字形容："朝气蓬勃、欣欣向荣！"

"这个方舱就像我自己盖的一样"

4月6日下午，核定床位近万人的周邓公路方舱正式启用，当晚迎来首批患者，短短4小时便收治了1200多人，24小时收治3000余人。

虽然刚上岗，但李铁岩对这座方舱已非常熟悉。在它还是图纸、工地时，他和指挥部搭档、医疗副领队唐宝馨已五次前来勘探现场，与区政府、建筑方、运营方等各方对接，查找问题并提出可行方案。他敢于夸口："这个方舱的每个角落我都走过，它就像我自己盖的一样，都在我脑子里。"

周邓方舱指挥部墙上，党旗旁边挂着团旗。李铁岩和东方医院团委委员、南院心内科护士长唐宝馨组成了配合默契的"最佳拍档"，努力把医疗团队的决策和执行做到"极致"。

随着收治人数增多，周邓方舱医疗队员几度扩容，除东方医院医务人员外，上海东方医院集团内的胶州东方医院、海南东方医院来沪支援后都加入了这一团队。人员不断变化，但团队气氛一直热情满满。

"我们把方案精确到细节，根据可能的情况做充足的预判和说明，穿着大白在舱里工作的当班医护就不必费精力思考。如果在每一次执行中他们发现你想的都对，对团队的认可度就会很高。"李铁岩说。

准确的指令背后，是细致的前期调研和通宵达旦的方案讨论。周邓方舱指挥部每个人都在为此努力。方舱总领队，东方医院副院长徐美东负责与各单位协调、谈判，有了空余时间，也会一遍遍"用脚丈量"场地，发现潜在问题。4月17日下午，他一进指挥部就找李铁岩商量："清洁区与三区两通道之间的长通道，我又去走了一遍，石子路不行，穿着防护服的鞋套会磨破，有隐患，需要马上跟施工方沟通铺平。"

与志愿者的"云端约会"

"感谢各位志愿者在隔离点期间给予的理解、帮助和支持，今明两天是解离大考，还请大家继续一如既往地支持我们，维持秩序、统计信息、有序解离，谢谢大家。祝大家身体健康，平安归家！"解离开始前，李铁岩在志愿者群内发了一条群公告。很快，有了第一条响应："感谢，一定站好最后一班岗！"

"志愿者们起到太大的作用了！"李铁岩感慨。第一批大客流入住后，他先和当班医务人员拉了一个小群，形成二维码，在首次查房时，带着二维码进舱动员，结果一呼百应。短短一晚，就聚集了100多位志愿者，分布在方舱的每个角落，李铁岩戏称为"朝阳群众"，因为发现他们热心而又无所不能。

医疗队伍扩大，志愿者人数也不少

志愿者老方就是其中一位。作为社区工作者，他主动承担了核酸检测扫码工作。"换个地方做熟悉擅长的事，医护人员已经很辛苦，很高兴能够帮助到他们。面对疫情，医患本就是战友，能为抗疫多做一份贡献，是我人生中一份宝贵的经历。"老方说。

"再见，哥们，我要退了！""谢谢各位医生、大白志愿者多日的照顾，辛苦了各位！""感谢各位医生和志愿者小伙伴，我们已经安全到家"……部分顺利转阴的志愿者站好最后一班岗，高兴退群。4月18、19日，周邓公路集中收治患者1959人。志愿者群里又有了新头像。李铁岩说他和志愿者们都是"云端约会"："大部分沟通工作都在群里完成，很多人到解离都对不上脸，但大家为一个目标众志成城的过程，也是足够珍贵的记忆。"

抓住"黄金4分钟"！

浦东新区公利医院   2022-09-16   作者：曹黎静

"吃东西要是噎住了，怎么办？""老师，刚才操作的手势没有看清，您能再示范一次吗？""人工呼吸时，吹气的频次是'呼呼'两下吗"……

9月16日下午的"浦公英"健康科普驿站急救专场中，只见在"浦公英"讲师的指导下，居民们围在人体模型前，逐一进行演练操作。

据了解，作为2022年浦东新区"全国科普日"系列活动之一，在上海市浦东新区科学技术协会、上海市浦东新区红十字会的指导下，由金桥医联体党建联盟、上海医学会急诊专委会、上海医师协会医学科学普及分会共同主办，上海市浦东新区公利医院以及区域化党建促进会洋泾分会联合承办，浦东新区医学会急诊专委会参与协办的"打通'生命线''救'在你身边"——"浦公英"健康科普驿站急救专场在洋泾街道新时代文明实践分中心举办。

本次活动特邀上海医学会急诊专委会副主委、瑞金医院急诊科主任毛恩强教授，上海医师协会科普分会副会长、岳阳医院急诊科主任钱义明教授，公利医院心内科主任许嘉鸿教授科普急救知识。来自中山医院、新华医院、瑞金医院、长征医院、仁济医院、东方医院、岳阳医院、普陀中心医院、公利医院等医院的18位专家现场为社区居民提供健康咨询服务。

今年9月10日是第23个"世界急救日"，主题是"终身学急救，救护伴我行"。上海医学会急诊专委会候任主委、上海医师协会科普分会会长、新华医院副院长潘曙明表示，数据显示，我国每年约有54万人死于心脏性猝死，相当于每分钟约有1人猝死，其中60%以上的心脏猝死发生在医疗机构之外，而患者的院前急救有效率低于5%，大众心肺复苏等急救知识普及率不足1%，许多患者因无法得到及时有效的救治而失去生命。相较之下，英美等发达国家大众心肺复苏等急救知识的普及率高达 50%—80%，成功抢救存活率达 60%。

为了更加形象地宣传应急救护知识，提升市民自救、互救意识，本次活动现场特别设置宣教区和体验区。宣教区内，"公利急先锋志愿服务队"将心肺复苏急救技能巧妙地融合在诙谐幽默的情景剧中，创意新奇，寓教于乐，观众们在一阵阵笑声中了解并学习了急救常识。

在随后的微访谈环节中，毛恩强、钱义明、许嘉鸿等专家围绕气道梗阻、心肺复苏等基本急救知识，向居民模拟演示了呼吸道异物梗阻、突发心脏骤停时，如何使用海姆立克法将异物逼出，以及配合 AED（自动体外除颤仪的英文缩写）实施心肺复苏。居民们积极举手提出问题，并在体验区内迫不及待地进行实操演练。

参加演练的居民杨阿姨说，过去只在电视和网络上自发地学过救护知识，但从来没有进行过实物操作。"这次听了大牌专家的现场讲解，感觉很多知识都找到了正确答案，特别是学习了心肺复苏和 AED，关键时刻能够救命！"

专家表示，心肺复苏术虽然简单，但必须经过专业的培训。本次"浦公英"在 2022 年全国科普日和第 23 个"世界急救日"到来之际，开展应急救护培训，旨在推动更多人在关键时刻会救人、敢救人、能救人。

"浦公英"健康科普驿站是老百姓家门口的健康科普驿站，是在浦东新区科学技术协会的支持下，由上海市浦东新区公利医院发起，立足浦东，依托金桥医联体党建联盟平台推出的社区健康科普品牌项目，是浦东公益精英的缩写，寓意健康科普的种子，像蒲公英的小伞一样传遍千家万户。通过"科普访谈＋原创情景剧＋联合咨询＋网络直播"的固定模式，在社区举办大型科普巡讲活动，邀请重量级医学大咖到老百姓家门口讲科普；深入社区，建设实体驿站，居民按需选课，专家精准送课；推出线上知识店铺，提供云约课、云科普、云直播、云逛展等云服务。历经 5 年系统打造，"浦公英"已成为浦东健康科普标杆品牌，并将继续在基层社区的土壤里发育成长，助力全民健康管理、基层健康治理。

（使用时，修改了题目）

疫情下的生死时速

浦东新区人民医院　2022-05-12　作者：许君

　　早晨 8 点，浦东新区人民医院急诊与重症医学科副主任宋卫东正在抢救室主持晨交班，开展工作安排。"我爱人有先心病，曾做过心脏手术，半天前开始胸闷、头晕，现在人特别难受……"120 救护车送进一名 30 岁左右的年轻患者。

　　心电监护提示为典型的室速，"这位病人需要紧急抢救"，宋卫东不假思索加入到抢救中，他迅速查看了其他生命体征，"血流动力学不稳定，诊断明确，充分告知，准备电复律！"宋卫东果断发出了抢救指令，"地西泮 10mg 静推，同步电复律！能量 100 焦耳！"

　　"收到！"护士顾竹君迅速开放了静脉通路，完成了地西泮静推，张丽娜一路小跑，除颤仪就位。"患者已镇静，同步 100 焦耳，充电，离床，放电！"值班医生毕楠口述着抢救医嘱，双手按下了放电的按钮，随着患者身体的震颤，恢复了窦性心律，他，得救了！

　　"我妈有肺性脑病，大概 3 小时前开始喊不醒了，快救救她！"一名体型肥胖的老年女性紧急被送医就诊。刚接班的陆晓明医生立即进入了抢救状态，神志不清、口唇紫绀、呼吸急促，氧饱和度 70%，心跳 130 次 / 分，血压 180/90mmHg，情况不容乐观……

　　"快，气管插管，呼吸机准备！开放静脉通路，抽血气，查血常规、急诊生化……"陆晓明边下达抢救医嘱，边迅速取来插管箱。杜锦萍护士长立即推出呼吸机，接通氧源，设置好呼吸机参数；张慧丽副护士长迅速开通了静脉通路；接过陆晓明医生递来的喉镜，诸海军医生熟练地进行了气管插管，接呼吸机通气……在急诊医护团队的通力合作下，患者的面色逐渐红润，氧饱和度回升，心率平稳，血压平稳……

惊心动魄，周而复始，这便是浦东新区人民医院急诊室的日常。全院病患数量最多、病种最复杂、抢救和管理任务最重的临床科室，面对上海本轮新冠疫情，急诊科率先开启了一级战备状态，全体医护人员 24 小时待命，随时迎接各类急救任务。

除此之外，全院也均最大化保留急救保障力量，确保随时开通急救和危重患者救治的绿色通道。

40 多岁的卢平（化名），在家封控期间黑便 3 天，呕血 2 次，被 120 紧急送到浦东新区人民医院，由于没有 24 小时内核酸检测报告，按防疫要求，卢平被直接送进了缓冲抢救室，其来院时血压低、心率快，是较为典型的上消化道大出血、失血性休克症状。心电监护、开放静脉通路、积极补液扩容，备血、抑酸护胃止血等常规处理，约 1 个小时左右，卢平血压、心率逐渐趋于平稳……正当医护人员缓口气的时候，卢平突发恶心并瞬间呕血约 1000 毫升，再次出现心率上升，全身出冷汗，神志模糊……

"中心静脉置管，增加补液通路，积极扩容支持！通知血库，配型，输血！联系内镜中心，评估行急诊胃镜！"值班医生闵师强下达了抢救医嘱，护士有条不紊地协助。消毒、铺巾、局麻，进针、回抽、送导丝，退针、扩皮、置入导管、妥善固定！5 分钟不到，闵师强完成了中心静脉置管，以便静脉通路开放后，快速补液支持得到保证；30 分钟内，从血库取来的红细胞悬液输入到患者体内，同时内镜医护人员也及时到位。

"气管插管保护下抓紧有利时机进行内镜检查，争取内镜下止血！"

对于内镜医师提出的要求，急诊科樊聪慧医生立即着手气管插管，虽然由于防护，面屏集聚着雾气，直视喉镜视野有限，但凭借多年丰富的急救经验，樊聪慧迅速完成了操作。消化内科胥明主任亲自上阵，进镜、探查，发现病灶——胃窦溃疡，伴胃横径动脉破裂出血！"上钛夹、注射组织胶、冰肾盐水冲洗，反复检查止血彻底，退镜"，随着内镜操作的完成，抢救也告一段落。看似波澜不惊的常规操作，却时时刻刻有可能隐藏着暗流涌动的风险。

特殊时期，保证急诊急救通道开放，确保危重患者能就及时就诊，并最大可能地做好救治处置，4 月期间，浦东新区人民医院急诊量达 13160 人次，抢救人数 778 人，120 接车 1231 辆次，最大化保留急救保障力量。

（使用时，删节了题目）

这些核酸检测中的"小神器"，
助力大白快速采样

浦东新区浦南医院　2022-03-19　作者：金宇雅

为尽早发现潜在传播源，有效切断传播途径，尽快实现社会面动态清零，上海启动新一轮网格化筛查。浦东新区浦南医院的 1000 多名医务工作者加入到社区"大白"的行列中。面对每天大量的核酸检测，浦南医院的大白们在采样过程中不断优化流程，发明了各种"小神器"，助力采样各环节助力。

扫码神器"黑盒子"

3 月 16 日是个艳阳天，少有的高温已经让露天工作的大白有些晕眩。春日的暖阳如果在平时是让人感到无比惬意的，但是对扫码的大白来说，却成了工作的"拦路虎"，强烈的光线让扫码机器识别不出条码，队伍不断面临"卡壳"。居民等待得焦躁不安，大白们的扫码进度也大大受限，让采样工作推进艰难。于是大家决定就地取材，把光线问题解决掉，在志愿者的帮助下，大家改造了饮料纸盒子，用随身携带的大号黑色塑料袋，将袋子一头剪了个洞，包裹住箱子，用胶带固定好，消杀完成后，一个简易的"黑盒子"就完工了。重新来过，"滴"的一声，扫码顺利，"啊"了一下，采样结束。"这个核酸检测很快的嘛，一会儿就好了"，小区居民一边检测一边满意地离开。听着络绎不绝的"滴滴"声，看着不断缩减的队伍，大白们也终于放心了。

上门采样神器"便利袋"

居民区的核酸采样工作和其他区域有一些的不同，会有些老人或者行动不便的人，需要"大白"上门进行核酸采样。核酸采样需要的基本工具有 PDA（扫码用的掌上设备），试管和鼻咽拭子，还有消毒液。但是大白的装备并没有任何口袋，如果用手拿着这么多东西，就会在采样的时候面临无手可用的问题。为了让工作更加顺利，大白们发明了一个"便利袋"。便利袋制作简易，用一根绳子绑住马夹袋两个拎手就可以完成，袋子可以囊括所有的上门采样工具，这样大白的双手就可以"解放"了。大白的套装全副武装后，拿上便利袋就能上门采样，采样结束后，做好消杀工作又可以奔赴下一户居民家中。完成所有居民采样工作后，和大白装备一起作为医疗废弃物丢弃即可。

批量 PDA 充电神器

PDA 是核酸检测工作中必不可少的"武器"。由于核酸检测量日趋增大，医院的 PDA 数量也迅速扩容到 100 多台，有时遇到外出采样任务和白天的任务连轴转，如何保障 PDA 可以顺利持续使用成了大家的心病。最终，信息科的小发明家们从手机充电柜里找到了灵感，既然手机充电柜可以完成大批量手机充电，PDA 也一定可以。心动不如行动，大家找来了一个简易的文件柜，自己钻洞打孔，排线布置，忙活了小半天，一个总高 4 层，每层 12 个机位的快速充电站完成了，仅仅需要 2 小时就可以完成对 48 个 PDA 的充电，看着满满的满格 PDA，大家的安全感也是满满的。考虑到 PDA 是唯一进入核酸采样区还要收回重复利用的仪器，大家还在充电柜中加设了一个紫外线灯。这样在完成 PDA 使用后现场用过氧化氢湿巾擦拭后，回到充电站，用过氧化氢湿巾做二次消杀，再用紫外线灯消杀，PDA 的安全指数就进一步提升了。

大白们竭尽所思所能，都是为了更快速高效完成核酸检测，更好保障市民安全。

我是"扫楼"大白，我们这样追"阳"

浦东新区周浦医院　2022-04-12　作者：顾敏

　　从 3 月 7 日开始，上海的疫情防控工作日渐吃紧，各项工作越来越多。作为区域性医疗中心，到了 3 月中旬，核酸检测工作任务变得愈加繁重。许多小伙伴们都上了一线，我们虽然是行政工作人员，但在这样的情况下，分工不分家，我们也都上了一线，行政帮班成为了当前疫情下的常态。

　　我是从 3 月 13 日开始参与到核酸检测工作中去的。之后，凌晨三四点集结，天不亮出发开始采样就成了常态。

　　我们医院主要负责的是周浦、康桥两个镇的核酸采样，经常也要支援其他街镇。随着疫情蔓延，采样任务日益吃重，采样的政策也不断调整，比方说，密接不能下楼、混采阳性不能下楼……所以，"扫楼"的任务越来越多了，需要大白上楼给"阳楼"的人员采样，这里面，单人单管、一户一管都有，工作量不小。

　　"扫楼"相比下楼排队，讲究医生和志愿者的分工协作，也更要居民的配合。在不断合作、磨合中，我们总结了经验，琢磨出了我们的扫楼"操作手册"，大大提高了工作的效率。

　　扫楼小组的最佳配置是三个人，一个负责通知核对人员，一个负责扫码录入，一个负责采样。开工前，三个人明确分工，核对自己的"装备"。比方说，有一次我在某小区"扫楼"，社区志愿者是下沉居委的机关干部赵晓萍，她拿着喇叭、人员表格和手机；采样医生是我们周浦医院康复科技师李凯，他腰间挎 2 个袋子，左边用来放样本，右手的用来放医废，中间绑一瓶手消；我承担扫码录入的工作，拿着消毒水喷壶、手消、扫码 PDA、标本培养液、咽鼻拭子和记号笔。

　　这天我们负责的这个小区很大，有 100 多个门栋，我们一共去了 30 多个队员，居委会也很给力，安排了很多志愿者。我们是第 7 组，分到的任务是 12 个 6 层楼门洞和 1 个 11 楼的高层。赵晓萍平时的工作是财会，所以统计居民的"采样账本"可说是信手拈来，清清楚楚。我们的扫楼从最高层开始，然后一层层往下。这过程中，我们只要装备齐全，流程几乎都是"一条龙"，从早上 7 点到 12 点半，5 个半小时采样 111 管 215 人的采样，顺利完成任务。

4 月 4 日那天，我又和同事去另外一个小区采样。20 多幢楼有一半的需要扫，我们的"攻略"很管用，四个小时，就完成了 215 管、494 人的采样。

这么多天下来，我们的效率愈发提高，感触也颇多。上海老年人多，所以在扫楼的过程中，我们还有许多"额外"的工作要做：有的老人只有老人机，或者没有手机，我们志愿者就要帮着他们登记二维码，有的老人独居在家，耳朵也背，我们就多敲一会儿门，耐心地多等一会儿。但更多的时候，是老人们焦虑的询问："我们到底什么时候解封啊？""报告出来了吗，什么时候出？"甚至还有不少老人问："我们的菜什么时候送来啊？""我的药快没了，怎么办？"这时候，我们几个"大白"就会各司其职，关于社区的问题，志愿者回答；采样相关的问题，采样的"大白"回答；有关配药的咨询，就由我来解答。老人们得到满意答复了，做核酸也会配合很多。

扫楼的过程中，也会遇到一些不理解。比如有时候深更半夜去"扫楼"，或者遇到一些怨言，我们就一个唱红脸一个唱白脸，赢得了理解和配合，就赢得了效率。

这几天，扫楼任务还在继续，我们依然每天要爬十几个"六层楼"，但是只要志愿者给力，居民们配合，加上我们已经琢磨出来的"扫楼手册"，效率也会越来越高，追"阳"也会越来越快。

将生命放在第一位的"急救加速度"

闵行区医疗急救中心　2022-06　作者：陈虹

奥密克戎病毒急剧扩散，上海封控的小区也越来越多，部分原本可以自己去医院的轻症病人，现在必须通过 120 才能去医院就诊，对急救车需求突增，使得院前急救也变得忙碌。

疫情防控期间，闵行区急救中心全体员工坚守一线，全天候留守单位，开启"闭环管理"的工作模式，昼夜守护，做闵行百姓生命健康的"守护神"。

调度受理争分夺秒

在调度指挥大厅里，受理电话此起彼伏。为此，增加了 6 个受理台，班子领导下沉一线做起了调度员，每天 8:30－16:30 高峰时间段，120 单日电话呼入量平均是去年同期 7 倍左右。时间就是生命，尽管接电话接得口干舌燥，但院前急救调度员只要接起电话，脑海里最近的行车路线、最近的开诊医院就像地图一样呈现出来。

余萍是闵行区急救中心一名普通党员，目前担任调度班长一职，近 15 年的调度经验告诉她，调度受理是院前急救的大脑，指令发得快、发得准，也是在为抢救患者救治争取时间。因此她的受理台前总是堆满了各类书写痕迹的便笺纸，如派车清单备注、送院信息、联系电话等，不同信息还用不同颜色作了标注。她说："最近急救任务重，一线车组每天连轴转，如果我们能收集更多精确信息，派单就更为精准，车组转运力也能进一步提高。"

突发心梗的陆女士昏迷了，她的同事拨通了 120 生命热线。

"您好，闵行120，请讲！请报一下地址？现场有无阳性、密接、次密接患者？

属于封控管理吗？患者现在情况怎么样？我们会尽快调拨车辆，请保持联系电话通畅。"值守调度员王天宝正在受理来电，由于突发急症，现场不断有人打进求救电话，王天宝并没有跟随呼救者慌乱的情绪，而是保持镇定，用提问的方式从呼救者惊惶失措的语句中预判症状和病情，同时和善地安抚对方的情绪。调度员刘道枫熟练且迅速地拖动鼠标、敲打键盘，定位患者位置……查看车辆状态。由于当时全部车辆都在出车任务中，职业敏感性让他果断终止了邻近的一辆急救车任务，重新派单赶往陆女士事故现场。并且用对讲机与一线急救车辆沟通，告知封控路段，指出最近的路径，让急救车快速驶向现场，为挽救生命争分夺秒！

抓住"黄金时间"把生命放在第一位

3月2日晚接到急救指令的医疗组，迅速换上二级防护服火速驶向现场。"66岁出头，呼之不应……"车厢里，急救医生齐志钊进行了电话回访。7分钟抵达现场后，"患者瞳孔散大、无颈动脉脉搏，即刻心肺复苏。"齐志钊快速检查后发出抢救指令。

一场团队心肺复苏抢救开始了：上心电监护，开通静脉，5分钟给药一次，高质量心脏按压，间断不超过10秒！"患者血氧上不去，气管插管，呼吸机作好准备！"终于"患者出现自主搏动心律"！现场稳住病情后，车组立即进行转运，到达医院抢救室时，患者已恢复窦性心律和自主呼吸。

3月9日，接到指令后急救车组8分钟到达现场，现场心肺复苏、开通静脉通路、推肾上腺素、电除颤；40分钟后，患者神志恢复但心率不稳，转入急救车，途中继续心脏按压等；并预报绿色通道，到达闵行区急救中心急诊科，途中急救时间共5分钟。陈瑞贤医疗组抓住生命"黄金时间"，以院前急救和院内治疗无缝衔接，成功抢救回一名濒死患者。

4月16日，患者在家中下楼时，突然意识不清，从1米多高的楼梯上摔下。车组6分钟到现场后，发现患者呼之不应，颈动脉搏动消失，瞳孔散大，已处于极度濒危状态。经及时现场抢救保持生命体征后，患者先后被送往急诊科、ICU做进一步抢救治疗。急救车组和院内ICU认为，急救人员及时、高效的现场和急救车内救治，是挽回该患者生命的"关键第一步。""如果再延迟个 5 —
10 分钟拨打 120 急救电话，这位患者能救回来的概率就很低了。"

　　疫情以来，刘行区急救中心更频繁地开展电话回访受理指导，3 月 — 4 月
心肺复苏成功 9 例。治疗过程进一步打通了呼救人、调度员、一线急救车组和
院内救治的无缝衔接，形成了成熟的危重症预报流程和丰富的实践经验，为每一
位患者争取时间，打开生命通道。闵行区急救中心人为了防控疫情，毅然奋战
在疫情一线，把人民的生命和健康放在第一位。人的生命只有一次，必须把
它保住，一切都从这个原则出发，打赢这场大上海疫情的阻击战！

免费上门打开"生命通道"
这支小队走遍闵行提供 PICC

闵行区肿瘤医院　2022-05-23　作者：王亚东

　　"这是第 7 次来给我维护静脉通路了，只收了耗材的成本费，没要任何服务费，真的感激不尽。"维护完 PICC，住在闵行区梅陇镇某村的何阿姨感慨万千。

　　本土疫情发生以来，复旦大学附属肿瘤医院闵行分院（闵行区肿瘤医院）"小飞燕静疗护理大白队"跨越黄浦江两岸，几乎走遍辖区 14 个街镇（工业区），免费上门为患者打通"生命通道"745 次，其中 80% 的患者并未在该院置管。

　　据介绍，长期携带静脉通路（简称 PICC）的化疗患者如果不进行每周一次的按时维护，会导致置留管堵塞、感染等，严重者会影响导管的使用和疾病的治疗。3 月 14 日，复旦大学附属肿瘤医院闵行分院提出主动上门进行 PICC 维护服务的举措，为区内封控小区需行静脉通路维护的居民提供上门维护服务，维护患者生命通道的"最后一公里"。

　　随后，"小飞燕静疗护理大白队"迅速成立，每天专人负责任务单处置统筹，提供应急 PICC 上门服务。这支队伍由 10 位静脉通路维护经验丰富的护理人员组成，其中不乏 2020 年疫情期间上门为化疗患者维护过 PICC 的护士。

　　家住浦锦街道的方阿姨就是受益者之一。几经周折，护士吴永霞终于来到她家，在为她维护 PICC 时，站在一旁的儿媳动情地说："疫情开始后，听说能上门维护，就连忙向居委提出申请，居委联系了社区卫生服务中心，最后跟复旦大学附属肿瘤医院闵行分院对接上了，能上门来对我们来说真的很方便。"

　　按照预约信息，护士长蒋慧萍来到患者张先生家里，他已失声，只能靠手势交流。维护完毕后，蒋慧萍边手消边提示："下次可以让家人帮你提前预约好，有什么问题及时咨询我们。"蒋慧萍是最早参与 PICC 上门服务的护士之一，每次完成 10 单至 30 单不等，最多一次 35 单，从早上 6 点干到晚上 9 点。

4 月 13 日起，复旦大学附属肿瘤医院闵行分院还派遣了 3 位医务人员入驻辖区新冠肺炎救治定点医院，开设为新冠病毒感染患者进行 PICC 护理的临时维护点，为患者提供静脉通路维护服务。

"PICC 是化疗患者疾病治疗的'生命线'，更是患者的'生命通路'，我们既要做合格的'修路人'，也要做有温度的'养路人'。" 复旦大学附属肿瘤医院闵行分院党总支部书记冯亮表示。

（使用时，删节了题目）

一场生命接力的背后：疫情之下，生命至上

嘉定区中心医院（仁济医院嘉定分院）　2022-03-30　作者：顾玉连

"患者急性心肌梗死，嘉中心胸痛中心能不能收？" 3 月 25 日凌晨，嘉定区中医医院在嘉定区中心医院胸痛中心微信群发出一条信息。

原来当天，一名 39 岁的患者，因胸痛不缓解来到区中医医院就诊，诊断为急性前壁心肌梗死，需要紧急转院。距离最近的是嘉定区中心医院胸痛中心，但医院急诊当时处于闭环管理中，患者能不能转院？区中心医院收不收？

"生命第一，绕行急诊！直接送导管室，进行急诊冠脉介入术，剩下的事，我来办！"嘉定区中心医院心内科主任许向东看到微信群消息后，立刻回复。

随后，一场生命接力开始了！120 急救车将患者从区中医医院转至区中心医院胸痛中心，救护车上实时监测患者生命体征，并将各项指标传输至区中心医院胸痛中心救治群。

患者刚送到区中心医院导管室时，突发室颤导致阿斯综合征，出现严重的、致命性的心律失常，并伴有神志丧失、晕厥等症状。

"我们在严格防护下马上抢救，时间就是生命。"在导管室，参与手术的医护人员穿戴 N95 口罩、护目镜、双层手套、密闭防护服、15 千克的铅衣，再加上一次性手术服……这套装备虽显笨重，也增加了手术操作的难度，但是却能保证防疫、抢救两不误。在团队熟练默契的配合下，成功施行急诊造影，前降支次全闭塞手术，并顺利植入支架。

患者转危为安，DtoB 时间（即患者从进入医院大门到血管打开、血流恢复的时间）仅为 32 分钟，早于要求在 90 分钟内完成的国际标准。手术结束后，医院立刻对相关场所进行采样并实施终末消杀。患者则转入心血管内科缓冲病房进一步治疗。

许向东表示，医院急诊科封控管理，并不等于急救通道关闭，对于胸痛、心梗等急诊患者，防疫让位于生命！疫情下，以嘉定区中心医院为主体的区域胸痛中心急救通道始终开放，践行生命第一的宗旨。

"我院牵头与120急救中心、区中医医院、安亭医院及南翔医院，共同制定了疫情期间胸痛中心救治流程，无论是否能提供近期核酸报告，都要予以及时救治，仅3月25日一天就抢救了3名急性心梗患者。疫情不隔初心，闭环不阻仁心。"许向东说道。

这里有能救我命的专家

台风天老伯直奔这里看病！

上海市嘉定区江桥医院　2021-08-21　作者：马璐璐

　　7月，台风"烟花"侵袭申城，被病痛反复折磨了5年的王先生不顾风雨从老家赶到上海求医。下了火车他没有去市中心，而是直奔上海市第一人民医院嘉定分院（嘉定区江桥医院）。"我都问清楚了，这里有能救我命的专家！"

　　王先生终于见到了自己期盼已久的"救命专家"——胸外科林强主任，并且如愿以偿入院手术，解决了病痛。

　　王先生5年前在老家做了右肺下叶切除术，术后并发了支气管胸膜瘘，发热、脓胸反复发作，痛苦不堪。当地医院后续为他做了支气管封堵术希望缓解病情，也失败了。被病痛反复折磨的他最近几年一直奔波于全国各地求医，却没能治愈。

　　林强主任迅速安排王先生入院完善检查，为他实施了脓胸清除和支气管胸膜瘘修补手术，解决了疾病根本问题。日前，王先生已经康复回家，临走时激动地说，这次手术让他"重获新生"！

　　上海市第一人民医院嘉定分院（嘉定区江桥医院）位于嘉定区南部、北虹桥地区，于2020年8月20日正式启用，至今运营刚刚一年。医院依托上海市第一人民医院，在区、镇两级政府的全力支持下，统筹抓好"新冠疫情防控"和"医院建设发展"，扎实推进医院各项工作高质量发展。医院获批区域性5个重点学（专）科以及5大诊疗中心；获得上海市综合医院儿科示范门急诊建设项目；实现国家自然科学基金项目零突破，新增科研项目20余项，其中国家级、省部（市）级项目4项。

　　来自"市一"总院的17位知名医疗专家、学科带头人进驻医院开设特约专家门诊，开展手术、疑难疾病诊治及学科建设人才培养，服务嘉定百姓。林强作为市一医院引进的胸外科著名专家，带领团队打造嘉定地区胸外专科特色诊疗服务，开科以来已完成手术 380 余例。

今年 7 月，"市一——嘉定"紧密型医联体签约，为医院发展注入新动力，医联体从共建迈向融合，医联体内医疗机构业务能力和管理能力迈入发展"快车道"，通过机制创新，纾解周边百姓"看病难、看病繁、看病贵"三大问题。医院积极打通院内就诊信息，与"市一医院"互传互通、同质化管理，实现患者在二级医院就诊检查，即可得到三级医院检验、读片诊断，真正实现"为民办实事"。

启用一年来，医院已有 21 个临床科室和 8 个医技科室全面开放，为周边 60 余万百姓提供优质医疗服务，实实在在解决周边居民就医难题。

未来，医院将接续探索融合型健康共同体建设，做到医疗资源辐射嘉定南部地区，真正打通健康服务管理与居民之间的最后一公里，努力打造国家医改标杆，建成具有较强影响力和辐射力的区域医疗中心现代化医院。

生命至上　特殊手术启动

上海市奉贤区中心医院　2022-03-26　作者：冯伟

疫情期间突发胸痛，去不去医院看病？奉贤区 68 岁的张老伯近日就面临了这样的抉择。

张老伯有高血压病史。近几天来，他总感到胸闷、胸痛，因为疫情原因，他不愿到医院就诊。昨天清晨 6 时许，张老伯胸痛症状明显加重，还伴有冷汗，家人慌忙将他送到奉贤区中心医院胸痛中心。

胸痛中心根据新冠防控要求，立即启动胸痛救治流程，10 分钟完成心电图检查，15 分钟完成胸痛五项检查。心电图提示急性前壁心肌梗死，合并完全性右束支传导阻滞，肌钙蛋白轻度升高。接诊的心内科医师郑文权立即向副主任曹华汇报，建议启动急诊程序。但一个棘手的问题摆在面前：患者最近一次核酸检测报告是 3 月 19 日，已经超过了规定的 48 小时时限。

时间就是生命。快速核酸检测报告最快也需要 1 个小时，患者的情况却不能再等了。曹华马上向心内科主任乔增勇汇报，乔增勇当机立断，马上启动疫情防控下的急诊经皮冠状动脉介入手术（PCI）流程。

导管室一键启动，护师、技师马上到岗。因为该患者核酸报告未出，根据疫情防控要求，术者、助手、护士、技师必须穿防护服、戴防护镜，术者和助手还需要戴双层手套。这在无形中增加了手术的难度，但医生们消毒、穿刺跟平时操作一样熟练，患者冠脉造影结果显示：左前降支近段 100% 闭塞，且比较粗大，与乔增勇判断一致。一枚支架成功植入，患者的胸痛症状立刻缓解了。手术耗时 45 分钟，此时张老伯的核酸报告也出来了——阴性，大家都舒了一口气。

术后，他被送入心内科重症监护室继续观察治疗。

前方抗疫，后方救命。目前，胸痛中心救治团队 24 小时为患者开通生命通道。本轮疫情期间，奉贤区中心医院胸痛中心已成功完成急诊手术 10 余例，收治急危重症患者 30 余例。

（使用时，删节了题目）

保障疫情期间居民就医需求
家庭医生团队"双线作线"使命必达

奉贤区头桥社区卫生服务中心　2022-04-06　作者：朱秀芳

　　面对突如其来的疫情，不少特殊群体的就医成了难题。为保障疫情防控期间群众日常就医需求，这段时间，除了支援核酸检测，家庭医生在非常时期挑起呵护居民健康的重任。只要电话一响起，哪怕再忙，他们总会第一时间出现在签约患者身边来。看报道。

　　近一段时间，不少社区卫生服务中心的医护人员每天都会有外出采样的任务，其中就包含了许多家庭医生。4月3号清晨，来自头桥社区服务中心的家庭医生周英在准备外出采样前，接到了一通来自签约患者家属打来的求助电话。

　　"喂，你好，哪位？王小平的女儿是吧。怎么啦，有事吧？好的好的，我知道了，是要去做那个血透是吧？上门采样。我现在比较忙，有采样任务要等会儿，要么等我采样结束以后，我打电话给你联系你，然后我抽空上门采样，好吧。"

　　原来，居住在戴家村832号的村民王老伯患有高血压、糖尿病、尿毒症等病症，每周都需要去仁济医院做两次血透。因为疫情防控原因，每次血透前都需要提供前两天的两次核酸检测阴性报告，而王老伯是安排在周二做血透，需要周日及周一的两次核酸报告。可是因为疫情防控无法出小区，这让老人全家都犯了难。这个时候，他想到了家庭医生周英。接到电话后的周英立刻请示了分管领导，征得同意后，她马上回复王老伯，让王老伯安心等她。中午时分，忙完手头工作的周英匆匆换上新的防护服，赶到王老伯家中。由于血透前需要保证患者血糖指标正常，为了保证王老伯能顺利做上血透，细心的周英上门帮忙采样后，也帮他测了血糖，给老人及家属吃上了定心丸。

除了这样的特殊患者，还有不少卧床患者离不了家庭医生的帮助。在海湾镇明乐路 80 弄小区，涂金花卧床已经两年，丈夫眼见着妻子因长期卧床褥疮越来越严重，自己又因患帕金森无法出门求医，就想到了给家庭医生李芳打电话。接到求助，李芳立刻上门来帮忙换药了。

"在封控区的这些居民，尤其是卧病在床的困难群众，只要他们一个电话，作为家庭医生的我们，会立即上门处置。